# Teoría de la mente
## para adolescentes con TEA

Aliki Kassotaki - Logopeda MSc, BSc

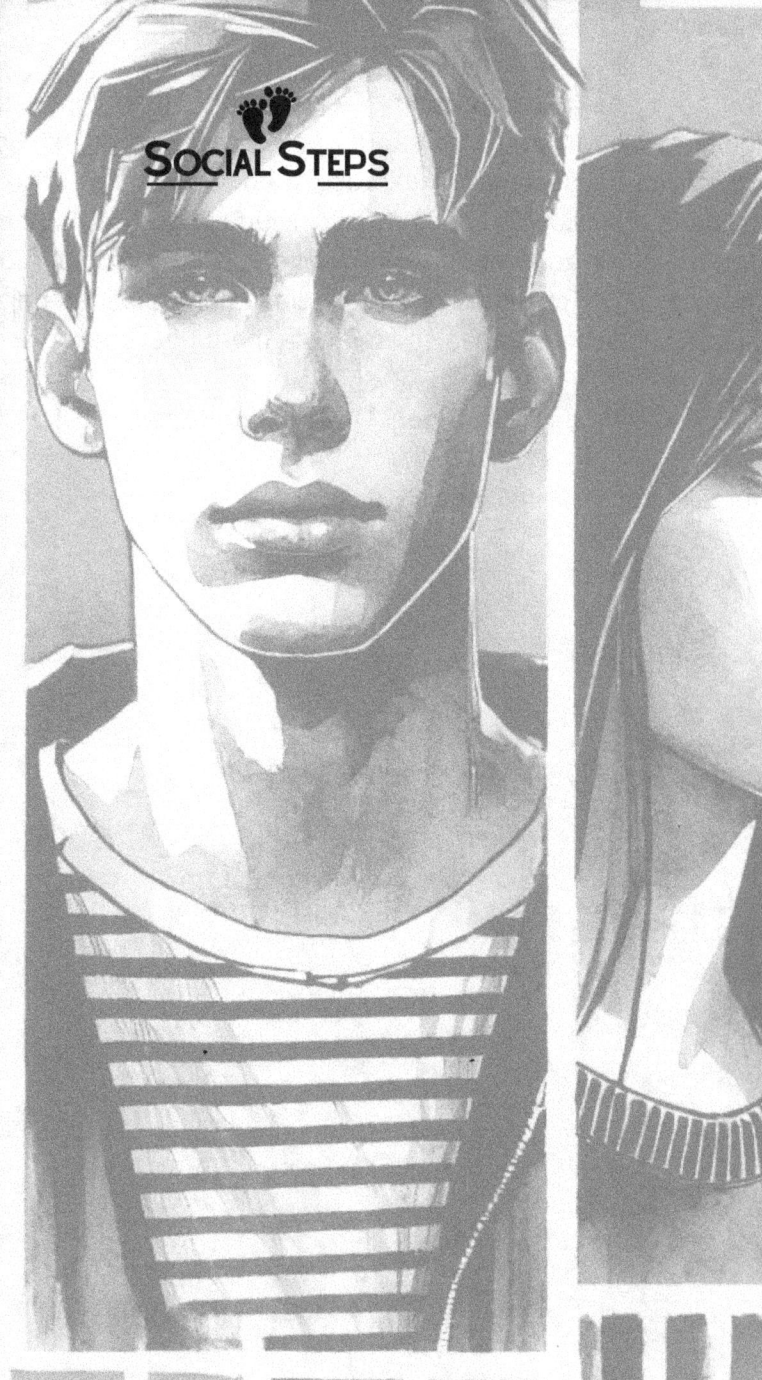

© Upbility Publications LTD, 2024

Esta obra está sujeta a derechos de autor. En cada copia didáctica debe incluirse el aviso específico de derechos de autor que figura en cada página de la obra. Las copias que no contengan el marcado especial infringen la ley de derechos de autor y constituyen un acto no autorizado.

Las opiniones expresadas en este trabajo son las opiniones personales del autor, que garantiza la plena propiedad y/o el derecho legal a publicar el contenido de este trabajo.

Queda prohibida la reimpresión o reproducción total o parcial de esta obra, en cualquier forma, así como su traducción o adaptación o explotación por cualquier medio, sin el consentimiento expreso y por escrito del editor. Queda asimismo prohibida la reproducción de la composición tipográfica, la paginación, la cubierta y, en general, de todo el aspecto estético de la obra, por fotocopia, por medios electrónicos o por cualquier otro procedimiento. Todas las hojas de trabajo de los ejemplares didácticos deben conservar la marca del copyright.

Upbility Publications LTD | Digeni Griva 81-83, Nicosia, 1090 Chipre

Correo electrónico: info@upbility.eu

www.upbility.es

SKU: ES-EB1105


Autora: Kassotaki Aliki - Logopeda MSc, BSc

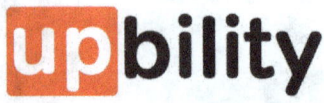

**REGISTRO DE DERECHOS DE USO**

ES-EB1105

El Registro de Derechos de Uso consiste en una plataforma de protección de Upbility para los titulares confirmados del material electrónico de nuestra biblioteca. Tras cada compra que se realice en nuestro sitio web, la plataforma registra inmediatamente los datos del comprador y salvaguarda sus derechos de uso en todos sus dispositivos disponibles (ordenador, tableta, impresión). El comprador confirmado será responsable de cualquier promoción del material, sea en formato electrónico o impreso, ya que el fichero correspondiente contendrá sus datos personales.

# ACERCA DE
## LA AUTORA

# ALIKI
## KASSOTAKI

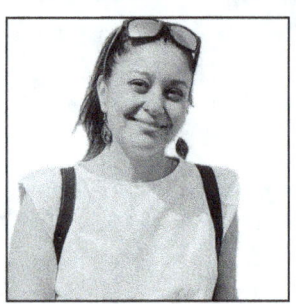

Mi objetivo principal es ofrecer a niños y niñas no solo lo que sé, lo que conozco y en lo que me he formado, sino también lo que realmente necesitan para comunicarse, aprender, crecer y disfrutar de la vida. Esta filosofía ha dado forma a mi enfoque terapéutico, a la vez que me ha impulsado a llevar a cabo una amplia investigación y desarrollar materiales educativos especiales adaptados a las necesidades únicas de cada niño o niña con quien me relaciono.

Mi propósito es capacitar a niños y niñas de todas las edades para que se conviertan en personas seguras de sí mismas y resilientes. Cultivando el amor por el aprendizaje y proporcionándoles las herramientas que necesitan para enfrentarse a cualquier reto, espero inculcarles un sentido de la curiosidad y la alegría que les acompañe durante toda su vida.

**UPBILITY PUBLICATIONS**
www.upbility.es

## ÍNDICE

Bibliografía .................................................................... 7

Prólogo .......................................................................... 9

### I. COMPRENSIÓN DE PERSPECTIVAS (PUNTOS DE VISTA)

1. Miradas diferentes ................................................... 11
2. Equipo de fútbol ...................................................... 13
3. La fiesta .................................................................... 15
4. Trabajo escolar ........................................................ 17
5. Móvil en el recreo .................................................... 19
6. Conflicto por la ropa ................................................ 21
7. Ayuda con los deberes ............................................ 23
8. Planes para el fin de semana ................................. 25

### II. EMOCIONES Y REACCIONES

9. La sorpresa ............................................................... 28
10. Cambio de plan ...................................................... 30
11. El malentendido ..................................................... 32
12. Presentación en clase ........................................... 34
13. Desacuerdo con los padres .................................. 36
14. Anuncio de resultados .......................................... 38
15. La injusticia ............................................................ 40
16. Comentario en redes sociales .............................. 42

### III. SEÑALES SOCIALES Y COMUNICACIÓN NO VERBAL

17. Señales silenciosas ............................................... 45
18. Señales de aburrimiento ....................................... 47
19. El cuerpo habla ...................................................... 49
20. La sonrisa del ánimo ............................................. 51
21. Los amigos se pelean ........................................... 53
22. Mirada burlona ....................................................... 55
23. Contacto visual ...................................................... 57

## ÍNDICE

24. Señales no verbales.................................................... 59

### IV. PREDICCIÓN DEL COMPORTAMIENTO
25. Trabajo en equipo..................................................... 62
26. El retraso.............................................................. 64
27. El gimnasio............................................................ 66
28. Música en el autobús................................................. 68
29. Preparación de la fiesta.............................................. 70
30. Comida en el restaurante............................................ 72
31. Presentación en la escuela.......................................... 74
32. Anuncio del resultado................................................ 76

### V. EMPATÍA Y APOYO
33. Un trabajo perdido.................................................... 79
34. La confesión........................................................... 81
35. Apoyo ante una pérdida.............................................. 83
36. La reconciliación...................................................... 85
37. Reforzar la confianza en uno mismo................................ 87
38. Integración en el equipo............................................. 89
39. Ánimo.................................................................. 91
40. Ayuda y apoyo........................................................ 93

### ANEXO
Ejercicio 1 | Tarjetas de emociones.................................... 96
Ejercicio 2 | Herramientas de evaluación.............................. 105
Ejercicio 3 | Comprender las perspectivas (puntos de vista)....... 110
Ejercicio 4 | Reconocer las emociones................................. 115
Ejercicio 5 | Empatía - Los pensamientos de los demás............. 131
Ejercicio 6 | Predecir y explicar el comportamiento................. 135

# Bibliografía

- Abell, F., Happe, F., & Frith, U. (2000). Do triangles play tricks? Attribution of mental states to animated shapes in normal and abnormal development.
- Baron-Cohen, S. (1989). Are autistic children "behaviorists"? An examination of their mental-physical and appearance-reality distinctions.
- Baron-Cohen, S. (1995). Mindblindness: An Essay on Autism and Theory of Mind.
- Baron-Cohen, S., O'Riordan, M., Stone, V., Jones, R., & Plaisted, K. (1999). Recognition of faux pas by normally developing children and children with Asperger syndrome or high-functioning autism. Journal of Autism and Developmental Disorders.
- Begeer, S., Koot, H. M., Rieffe, C., Terwogt, M. M., & Stegge, H. (2008). Emotional competence in children with autism: Diagnostic criteria and empirical evidence.
- Brent, E., Rios, P., Happe, F., & Charman, T. (2004). Performance of children with autism spectrum disorder on advanced theory of mind tasks.
- Carpenter, M., Pennington, B. F., & Rogers, S. J. (2002). Interrelations among social-cognitive skills in young children with autism.
- Cassidy, S., & Shillcock, R. (2011). Theory of mind, executive function, and the social basis of meta-representation in autism.
- Charman, T. (2000). Theory of mind and the early diagnosis of autism.
- Charman, T., & Baron-Cohen, S. (1992). Understanding drawings and beliefs: A further test of the metarepresentation theory of autism: A research note.
- Dahlgren, S. O., & Trillingsgaard, A. (1996). Theory of mind in non-retarded children with autism and Asperger's syndrome.
- Fisher, N., & Happe, F. (2005). A training study of theory of mind and executive function in children with autistic spectrum disorders.
- Frith, U., Happe, F., & Siddons, F. (1994). Autism and theory of mind in everyday life.
- Gopnik, A., & Wellman, H. M. (1992). Why the child's theory of mind really is a theory.
- Happe, F. (1994). An advanced test of theory of mind: Understanding of story characters' thoughts and feelings by able autistic, mentally handicapped, and normal children and adults.
- Happe, F., & Frith, U. (1996). Theory of mind and social impairment in children with conduct disorder. British Journal of Developmental Psychology,
- Jarrold, C., Butler, D. W., Cottington, E. M., & Jiminez, F. (2000). Linking theory of mind and central coherence bias in autism and in the general population.

# Bibliografía

- Jones, C. R., & Happe, F. (2004). Executive function in Asperger's syndrome and high-functioning autism: A meta-analytic review.
- Mitchell, P., & Riggs, K. J. (2000). Children's reasoning and the mind.
- Peterson, C. C., Wellman, H. M., & Liu, D. (2005). Steps in theory-of-mind development for children with deafness or autism.
- Rajendran, G., & Mitchell, P. (2007). Cognitive theories of autism.
- Rieffe, C., Meerum Terwogt, M., & Stockmann, L. (2000). Understanding atypical emotions among children with autism.
- Sabbagh, M. A. (2004). Understanding orbitofrontal contributions to theory of mind reasoning: Implications for autism.
- Saxe, R., & Kanwisher, N. (2003). People thinking about thinking people: The role of the temporo-parietal junction in "theory of mind".
- Senju, A., & Johnson, M. H. (2009). The eye contact effect: Mechanisms and development.
- Sparrow, S. S., Cicchetti, D. V., & Balla, D. A. (2005). Vineland Adaptive Behavior Scales, Second Edition.
- Tager-Flusberg, H. (2007). Evaluating the theory-of-mind hypothesis of autism.
- Wellman, H. M. (1990). The Child's Theory of Mind.
- Wellman, H. M., Cross, D., & Watson, J. (2001). Meta-analysis of theory-of-mind development: The truth about false belief.
- Williams, D., & Happe, F. (2010). Representing intentions in self and other: Studies of autism and typical development.
- Wimmer, H., & Perner, J. (1983). Beliefs about beliefs: Representation and constraining function of wrong beliefs in young children's understanding of deception.

# Prólogo

Este libro es una guía completa para adolescentes que se enfrentan a retos a la hora de comprender y gestionar sus relaciones sociales y sus emociones. A través de una serie de historias y actividades sociales diversas, los jóvenes tienen la oportunidad de explorar y desarrollar habilidades que les ayudarán a conectar mejor con quienes les rodean.

El enfoque adoptado se basa en la teoría de la mente, una herramienta importante para comprender las diferentes perspectivas y emociones de los demás. Su objetivo es proporcionar a los adolescentes las herramientas necesarias para desarrollar la empatía, predecir el comportamiento y reaccionar adecuadamente en situaciones sociales.

El libro está estructurado en cinco secciones principales, cada una de las cuales se centra en diferentes aspectos del desarrollo social y emocional de los adolescentes. Cada módulo incluye historias cortas, escenarios de diálogo, actividades prácticas y ejercicios para ayudar a los jóvenes a aplicar estas habilidades en su vida cotidiana.

### I. Comprender las perspectivas (puntos de vista)
En esta unidad, los adolescentes aprenden a reconocer y comprender las diferentes perspectivas y puntos de vista de los demás a través de historias y actividades.

### II. Emociones y reacciones
En esta unidad, los niños practican el reconocimiento y la gestión de sus propias emociones y las de los demás a través de diversos escenarios y ejercicios interactivos.

### III. Cuestiones sociales y comunicación no verbal
Este unidad se centra en la comprensión y el uso de las señales sociales y la comunicación no verbal, ayudando a los adolescentes a interpretar correctamente el comportamiento de los demás.

### IV. Predicción del comportamiento
Los adolescentes aprenden a predecir las reacciones y comportamientos de los demás, basándose en observaciones y experiencias anteriores.

### V. Empatía y apoyo
En la última sección, los adolescentes practican el desarrollo de la empatía y el apoyo a los demás cultivando su capacidad de mostrar compasión y su disposición a ayudar.

# SECCIÓN I

# COMPRENSIÓN DE PERSPECTIVAS (PUNTOS DE VISTA)

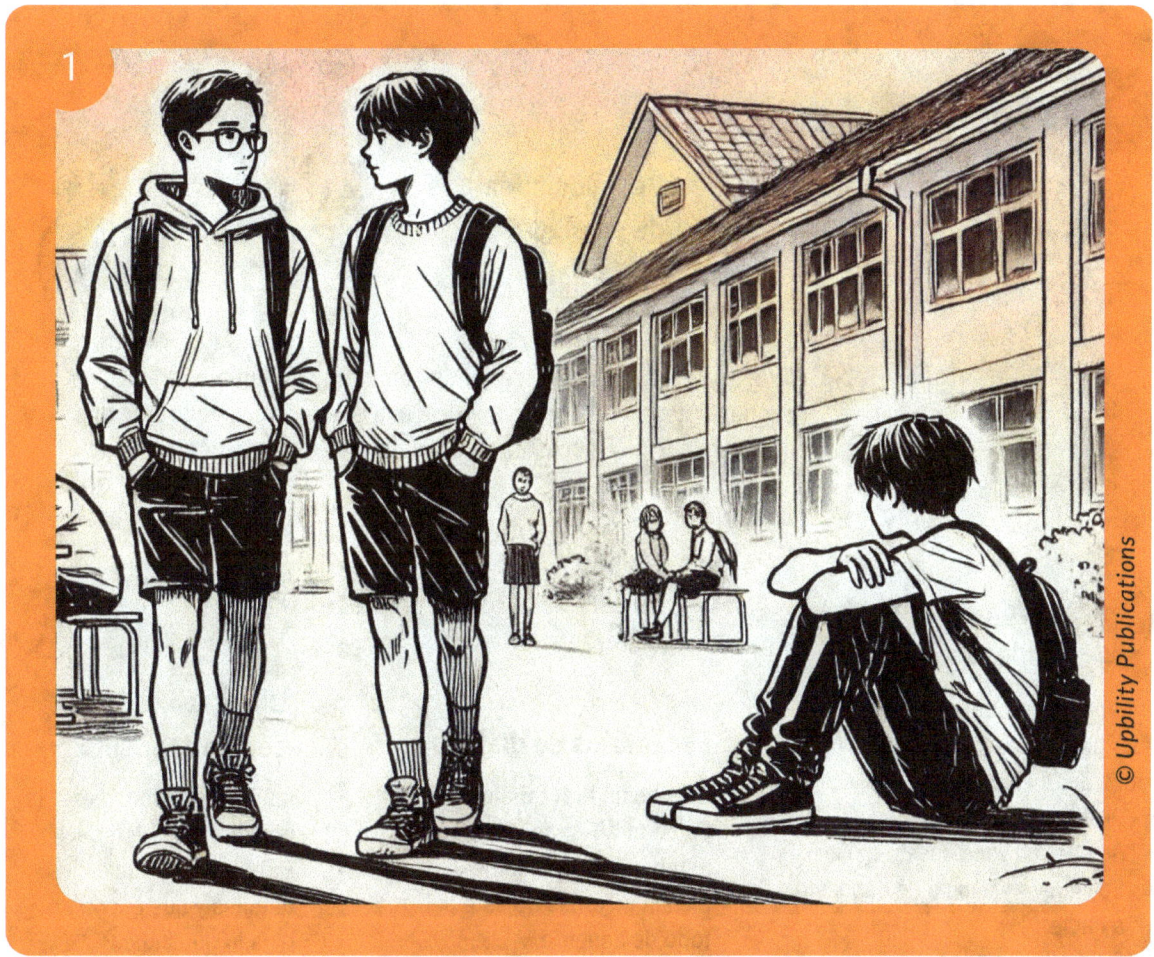

## Miradas diferentes

Dos amigos, Esteban y Tomás, vieron a un joven estudiante, Samuel, sentado solo en el recreo. Esteban pensó que Samuel estaba triste y sugirió que le invitaran a unirse a ellos, mientras que Tomás pensó que tal vez Samuel preferiría estar solo. Al final se decidieron a preguntarle: "Hola Samuel, ¿te gustaría unirte a nosotros?". Samuel sonrió y dijo: "¡Gracias! Me siento un poco perdido, porque no conozco a nadie".

**Reconocimiento de emociones**

¿Cómo se sentía Samuel cuando estaba sentado solo en el recreo?

**Comprender las intenciones**

¿Cuál era la intención de Esteban cuando sugirió que invitaran a Samuel a unirse a ellos?

**Predicciones sobre el comportamiento**

¿Qué crees que hará Samuel durante las próximas pausas para el recreo?

**Empatía**

¿Qué podrías hacer si estuvieras en el lugar de Esteban y Tomás para que Samuel se sintiera más cómodo?

# 1
## Miradas diferentes

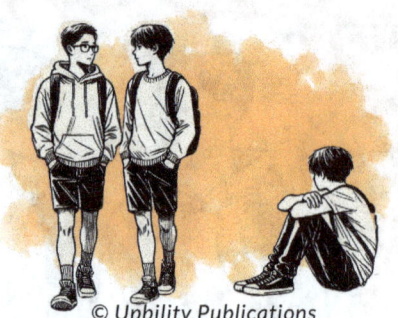

### 1. Reconocimiento de emociones

Entrega al adolescente imágenes de caras con diferentes expresiones* (alegría, tristeza, enfado, etc.). Pídele que elija la imagen que cree que corresponde a las emociones de Samuel y que explique por qué la ha elegido.
*Anexo, ejercicio 1.*

### 2. Comprensión de ideas

Elige lo que probablemente puede haber pensado Samuel y explica el motivo de tu elección:
- Prefiero estar solo.
- Soy tímido y me cuesta hablar
- Soy nuevo y aún no he conocido a nadie.
- Quiero leer o pensar estando solo.
- Tengo miedo de unirme a un grupo nuevo de compañeros y necesito tiempo.

### 3. Escenarios de diálogo

Escribe un breve diálogo entre Esteban y Tomás, en el que Esteban intente decirle lo que piensa y Tomás no esté del todo de acuerdo. A continuación, representa el diálogo.

### 4. Observación del comportamiento

Muestra al adolescente la imagen de la historia 1. Pídele que se fije en los detalles y que escriba o diga lo que indica cualquier comportamiento.

### 5. Empatía e interacción

Elige la acción más adecuada y explica por qué la has elegido:

- Pregúntale a Samuel si quiere jugar contigo
- Ofrécele algo para comer
- Pregúntale por sus intereses
- Propón sentaros y hablar todos juntos
- Invitadlo a participar en una actividad que hagáis vosotros

### 6. Experiencia personal

Escribe o cuenta una historia breve sobre una experiencia propia en la que te hayas sentido solo y alguien te haya ayudado a sentirte mejor.

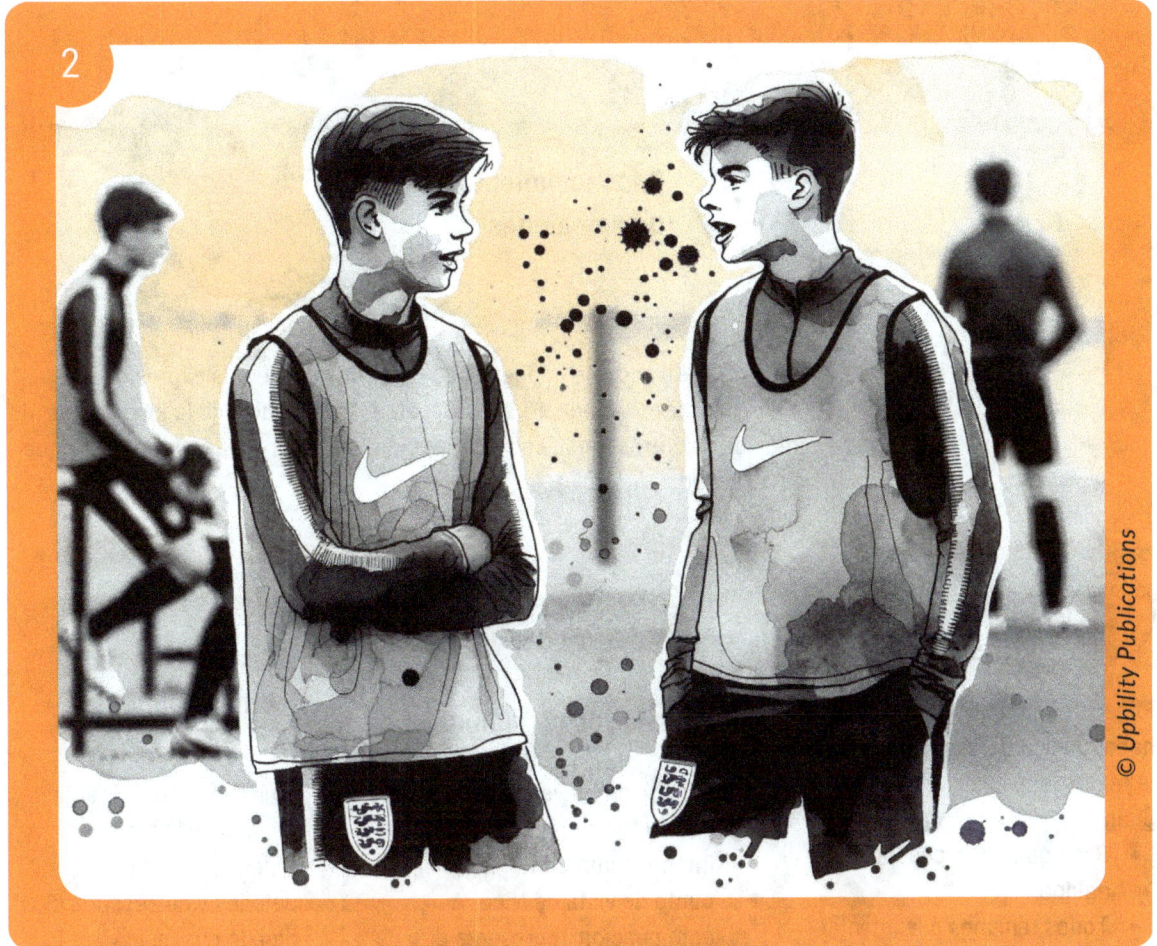

# Equipo de fútbol

Juan era capitán del equipo de fútbol y siempre quería ganar. Nico, un jugador nuevo, prefería disfrutar del juego y divertirse. Después de un partido, Juan le gritó a Nico porque no había jugado bien. Nico le explicó que juega para divertirse y no sólo para ganar. Juan se dio cuenta de que no todo el mundo piensa de la misma manera sobre el fútbol.

**Reconocimiento de emociones**

- ¿Cómo se sintió Nico cuando Juan le gritó?
- ¿Cómo crees que se sintió Juan cuando comprendió la forma de pensar de Nico?

**Comprender las intenciones**

- ¿Por qué Juan le gritó a Nico después del partido?
- ¿Por qué le explicó Nico a Juan que jugaba por diversión?

**Predicciones sobre el comportamiento**

¿Cómo crees que se comportará Juan en futuros partidos después de esta conversación?

**Empatía**

¿Qué podría hacer Juan para demostrar que comprende la actitud de Nico en el futuro?

## 2
### Equipo de fútbol

**1 Reconocimiento de emociones**

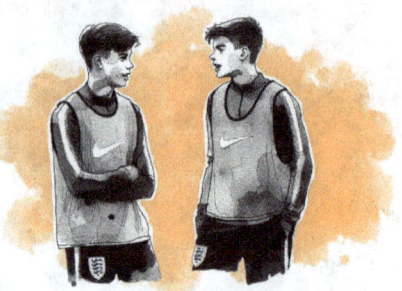

Entrega al adolescente imágenes de caras con diferentes expresiones* (alegría, tristeza, enfado, frustración, etc.). Pídele que elija la imagen que crea que se corresponde con las emociones de Nico y que explique por qué la ha elegido.
*Anexo, ejercicio 1.*

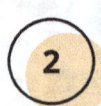

**2 Comprensión de ideas**

Elige lo que probablemente pueden haber pensado Juan y Nico y explica la razón de tu elección:
Juan:
- Si no ganamos, decepcionaré al equipo
- Todos tenemos que intentar ganar

Nico:
- Juego por diversión.
- Ganar no lo es todo.

**3 Escenarios de diálogo**

Escribe un breve diálogo entre Juan y Nico, en el que Juan intente comprender mejor el punto de vista de Nico. A continuación, representa el diálogo.

**4 Observación del comportamiento**

Muestra al adolescente la imagen de la historia 2. Pídele que se fije en los detalles y que escriba o diga lo que indica cualquier comportamiento.

**5 Empatía e interacción**

Elige la acción más adecuada y explica por qué la has elegido:

- Preguntarle a Nico qué está pasando
- Ignorar el comportamiento de Nico y enfadarse con él
- Animar a Nico y al equipo
- Imponer su propia visión de la victoria
- Debatir con el grupo la importancia del trabajo en equipo

**6 Experiencia personal**

Escribe o cuenta una historia corta sobre una experiencia propia en la que hayas tenido una opinión o un objetivo diferente al de otra persona y explica cómo manejaste la situación.

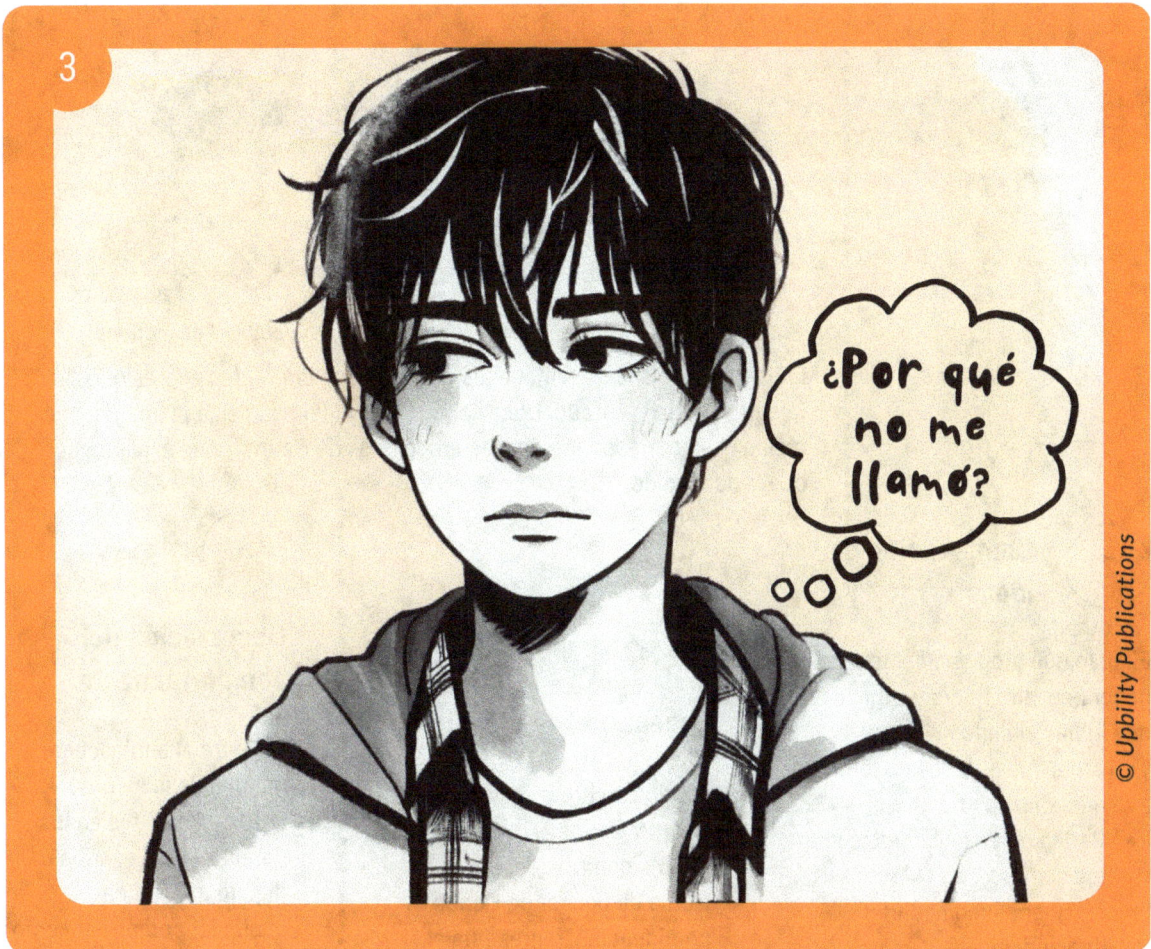

# La fiesta

Pedro organizó una fiesta por su cumpleaños e invitó a todos sus amigos, excepto a Carlos. A raíz de esto, Carlos se enfadó y preguntó a Pedro por qué no le había invitado. Pedro le explicó que pensaba que no le gustaban las fiestas. Carlos dijo que le gustaría asistir y los dos se dieron cuenta de que lo que cada uno piensa puede ser diferente de la realidad.

**Reconocimiento de emociones**

¿Cómo se sintió Carlos cuando se enteró de que no estaba invitado a la fiesta?

**Comprender las intenciones**

¿Por qué pensaba Pedro que Carlos no querría asistir a la fiesta?

**Predicciones sobre el comportamiento**

¿Cómo crees que se comportará Pedro en las próximas invitaciones a fiestas después de esta conversación?

**Empatía**

¿Cómo podría Pedro demostrar que comprende las emociones de Carlos en el futuro?

## 3
### La fiesta

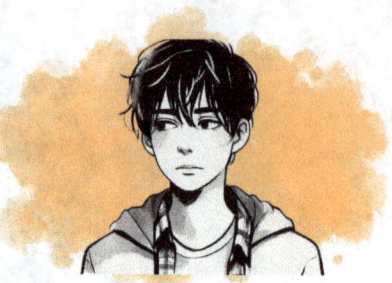

 **1 Reconocimiento de emociones**

Entrega al adolescente imágenes de caras con diferentes expresiones* (alegría, tristeza, enfado, frustración, etc.). Pídele que elija la imagen que crea que se corresponde con las emociones de Carlos y que explique por qué la ha elegido.
*Anexo, ejercicio 1.*

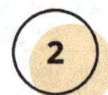 **2 Comprensión de ideas**

Elige lo que probablemente puede haber pensado Pedro y explica por qué lo has elegido:
- Creía que a Carlos no le gustaban las fiestas.
- Carlos no es tan amigo como los demás.
- No quería incomodarle llamándole.
- No creía que Carlos encajara con el resto del grupo.
- No había visto a Carlos divertirse en fiestas anteriores.

 **3 Escenarios de diálogo**

Escribe un breve diálogo entre Pedro y Carlos en el que Pedro intente comprender mejor la forma de pensar de Carlos. A continuación, representa el diálogo.

 **4 Observación del comportamiento**

Muestra al adolescente la imagen de la historia 3. Pídele que se fije en los detalles y que escriba o diga lo que indica cualquier comportamiento.

 **5 Empatía e interacción**

Elige la acción más adecuada y explica por qué la has elegido:

- Preguntarle a Carlos si quiere asistir a la fiesta.
- Explicarle por qué no le llamaste al principio.
- Ignorar a Carlos y no le darle ninguna explicación.
- Invitar a Carlos en el último momento para demostrar que te importa.
- Preguntarle cómo se siente.

 **6 Experiencia personal**

Escribe o cuenta una historia breve sobre una experiencia propia en la que no te hayan invitado a una fiesta o celebración a la que querías asistir. ¿Cómo te sentiste y cómo manejaste la situación?

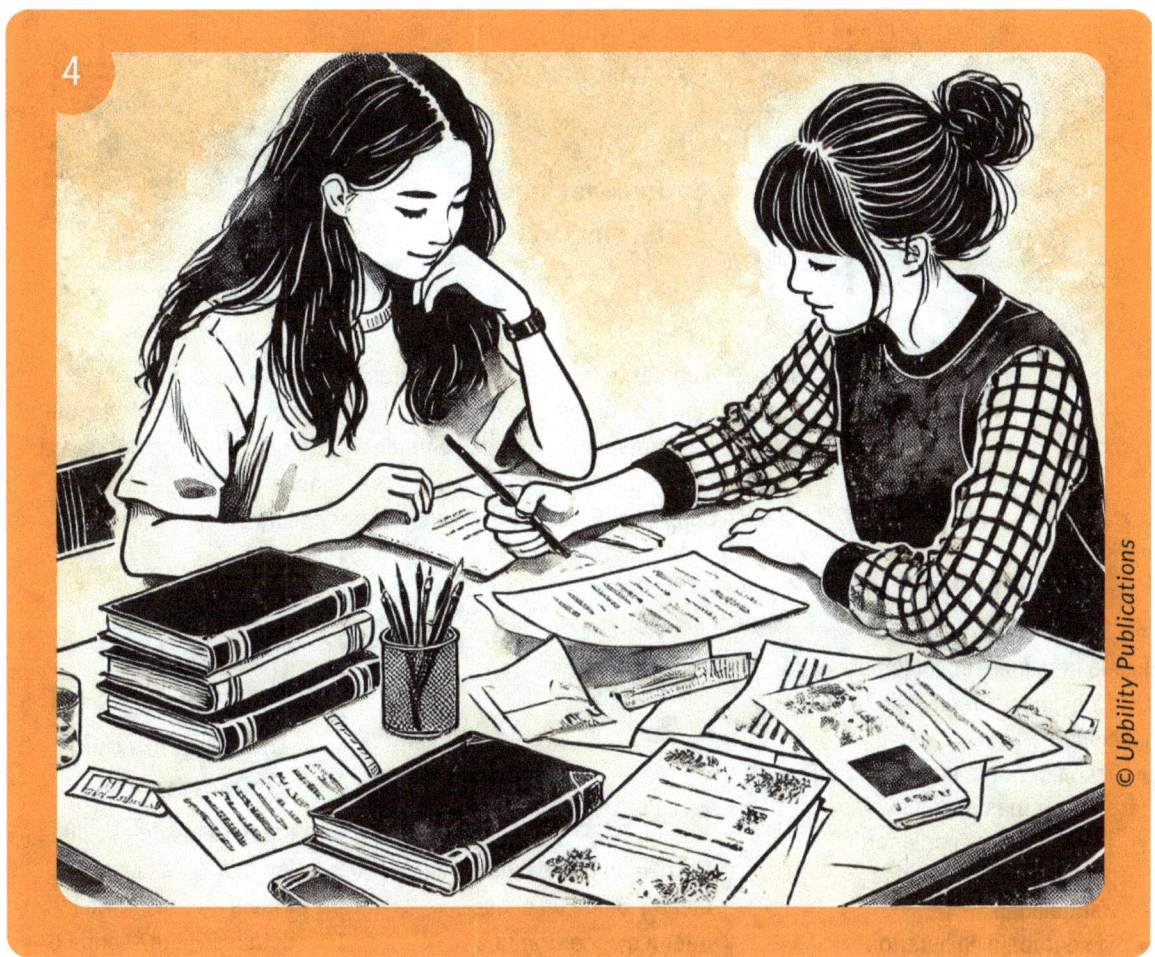

## Trabajo escolar

Elena y Diana tenían que hacer juntas un proyecto escolar. Elena prefiere hacerlo por la mañana, mientras que Diana rinde mejor por la tarde. Al principio, les costó llevarse bien, pero finalmente decidieron llegar a un acuerdo y trabajar algunas horas por la mañana y otras por la tarde. Así pues, comprendieron la perspectiva de cada una y encontraron una solución que les viniera bien a ambas.

**Reconocimiento de emociones**

¿Cómo se sentían Elena y Diana cuando tenían problemas para comunicarse sobre el trabajo?

**Comprender las intenciones**

¿Por qué Elena quería trabajar por la mañana y Diana por la tarde?

**Predicciones sobre el comportamiento**

¿Cómo cree que Elena y Diana afrontarán situaciones similares de cooperación en el futuro?

**Empatía**

¿Cómo demuestran Elena y Diana que comprenden la perspectiva de cada una a través de los compromisos que han alcanzado?

## 4
### Trabajo escolar

 **1 Reconocimiento de emociones**

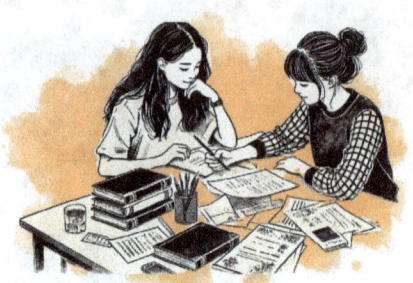

Entrega al adolescente imágenes de caras con diferentes expresiones* (alegría, tristeza, enfado, frustración, etc.). Pídele que elija la imagen que crea que se corresponde con los sentimientos de Elena y Diana durante el momento en el que no conseguían ponerse de acuerdo y después de la solución adoptada. Pídele que te explique por qué ha elegido esas imágenes.
*Anexo, ejercicio 1.

 **2 Comprensión de ideas**

Elige la idea más probable para cada chica y explica el motivo de tu elección:
- Trabajar por la mañana porque se tiene más productividad
- Trabajar mejor por la tarde porque así se tiene más tranquilidad
- Si se trabaja en horarios diferentes, no se podrá colaborar como es debido
- Encontrar la manera de trabajar juntas sin sacrificar las preferencias de cada una
- La colaboración mejorará si se encuentra un horario común que funcione para ambas.

 **3 Escenarios de diálogo**

Escribe un breve diálogo entre Elena y Diana en el que intenten encontrar una solución que contente a las dos. A continuación, representa el diálogo.

 **4 Observación del comportamiento**

Muestra al adolescente la imagen de la historia 4. Pídele que se fije en los detalles y que escriba o diga lo que indica cualquier comportamiento.

 **5 Empatía e interacción**

Elige la acción más adecuada y explica por qué la has elegido:

- Preguntar a la otra parte qué horarios prefiere
- Proponer una organización del horario que contente a las dos
- Ignorar las preferencias de la otra parte y trabajar sólo a las horas que te convengan
- Debatir las razones de vuestras preferencias
- Insistir en trabajar sólo las horas que te convengan sin hacer concesiones

 **6 Experiencia personal**

Escribe o cuenta una historia corta sobre tu propia experiencia en la que tenías una preferencia o forma de trabajar diferente a la de otra persona y cómo llegaste a un acuerdo con ella.

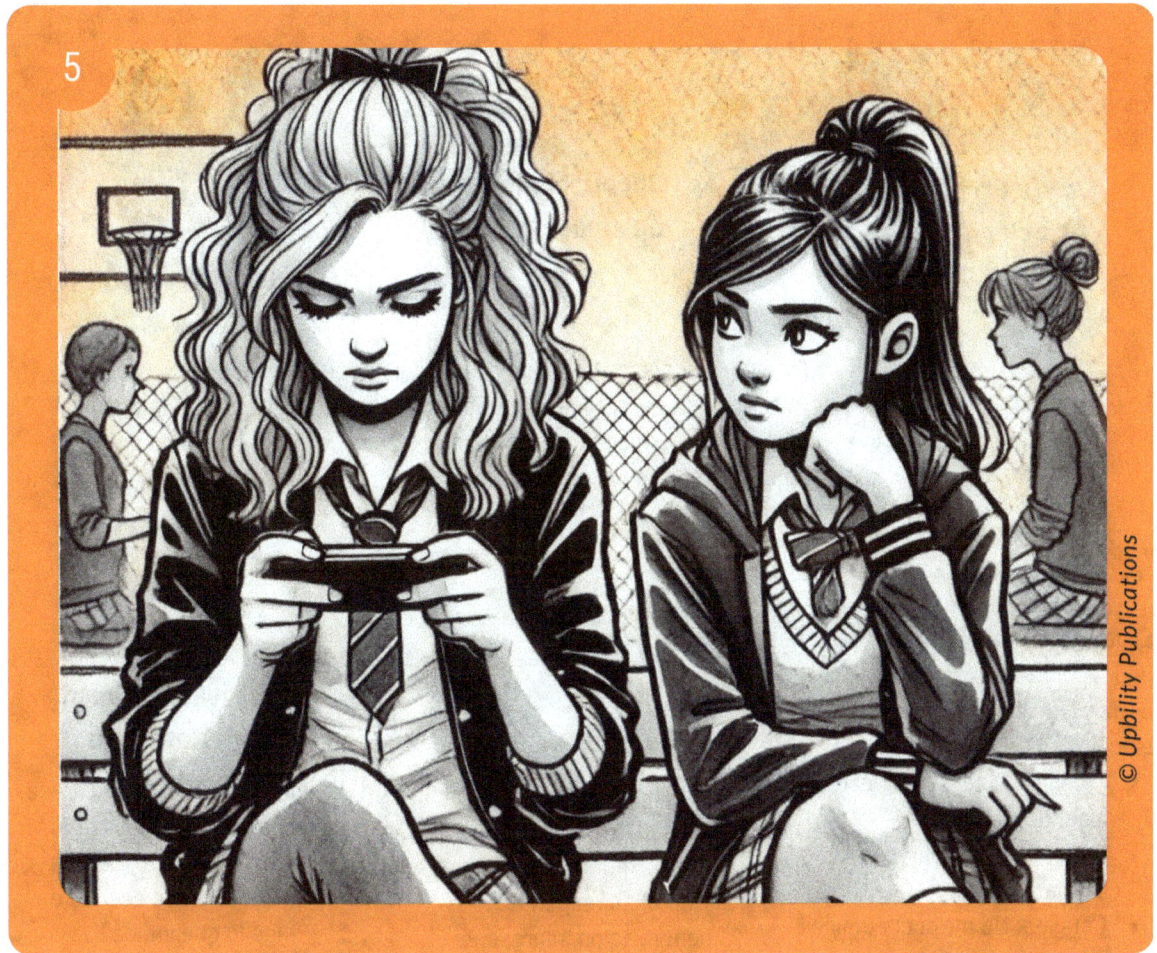

## Móvil en el recreo

Catalina y Sofía se sientan juntas durante la pausa del recreo. Catalina juega en su móvil, mientras Sofía quiere hablar con ella. A Sofía le molesta la actitud de Catalina y le dice cómo siente al respecto. Catalina se da cuenta de que Sofía quería que pasaran tiempo juntas y accede a dejar el móvil y hablar.

**Reconocimiento de emociones**

¿Cómo se sintió Sofía cuando Catalina jugaba con su móvil?

**Comprender las intenciones**

¿Por qué Catalina estaba jugando en su teléfono durante el recreo?

**Predicciones sobre el comportamiento**

¿Cómo crees que se comportará Catalina en los próximos recreos cuando esté con Sofía?

**Empatía**

¿Cómo demostró Catalina que comprendía las emociones de Sofía después de hablar con ella?

# 5 Móvil en el recreo

## 1 Reconocimiento de emociones

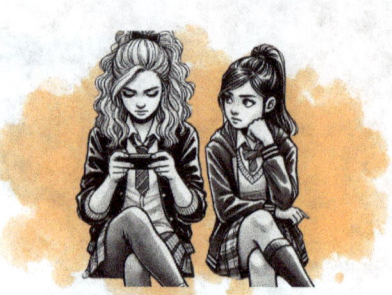

Entrega al adolescente imágenes de caras con diferentes expresiones* (alegría, tristeza, enfado, frustración, etc.). Pídele que elija la imagen que crea que se corresponde con las emociones de Sofía y Catalina antes y después de la conversación que ambas mantuvieron. Pídele que te explique por qué ha elegido esas imágenes.
*Anexo, ejercicio 1.

## 2 Comprensión de ideas

Elige lo que probablemente que podrían haber pensado Catalina y Sofía y explica por qué lo has elegido:
- Catalina: Quiero pasar el recreo jugando.
- Sofía: Quiero hablar con mi amiga.
- Catalina: No me di cuenta de que Sofía quería hablar.
- Sofía: Siento que Catalina no me hace caso cuando juega con el móvil.
- Catalina: Tal vez debería pasar más tiempo charlando con Sofía.

## 3 Escenarios de diálogo

Escribe un breve diálogo entre Catalina y Sofía en el que Sofía exprese sus emociones y Catalina responda. A continuación, representa el diálogo.

## 4 Observación del comportamiento

Muestra al adolescente la imagen de la historia 5. Pídele que se fije en los detalles y que escriba o diga lo que indica cualquier comportamiento.

## 5 Empatía e interacción

Elige la acción más adecuada y explica por qué la has elegido:
- Preguntarle a Sofía cómo se siente.
- Proponer jugar juntas.
- Ignorar a Sofía y seguir jugando con el teléfono.
- Hablar de intereses comunes.
- Disculparse con Sofía por no prestarle atención.

## 6 Experiencia personal

Escribe o cuenta una historia breve sobre una experiencia propia en la que te hayas sentido dejado de lado o ignorado por alguien y cómo afrontaste la situación.

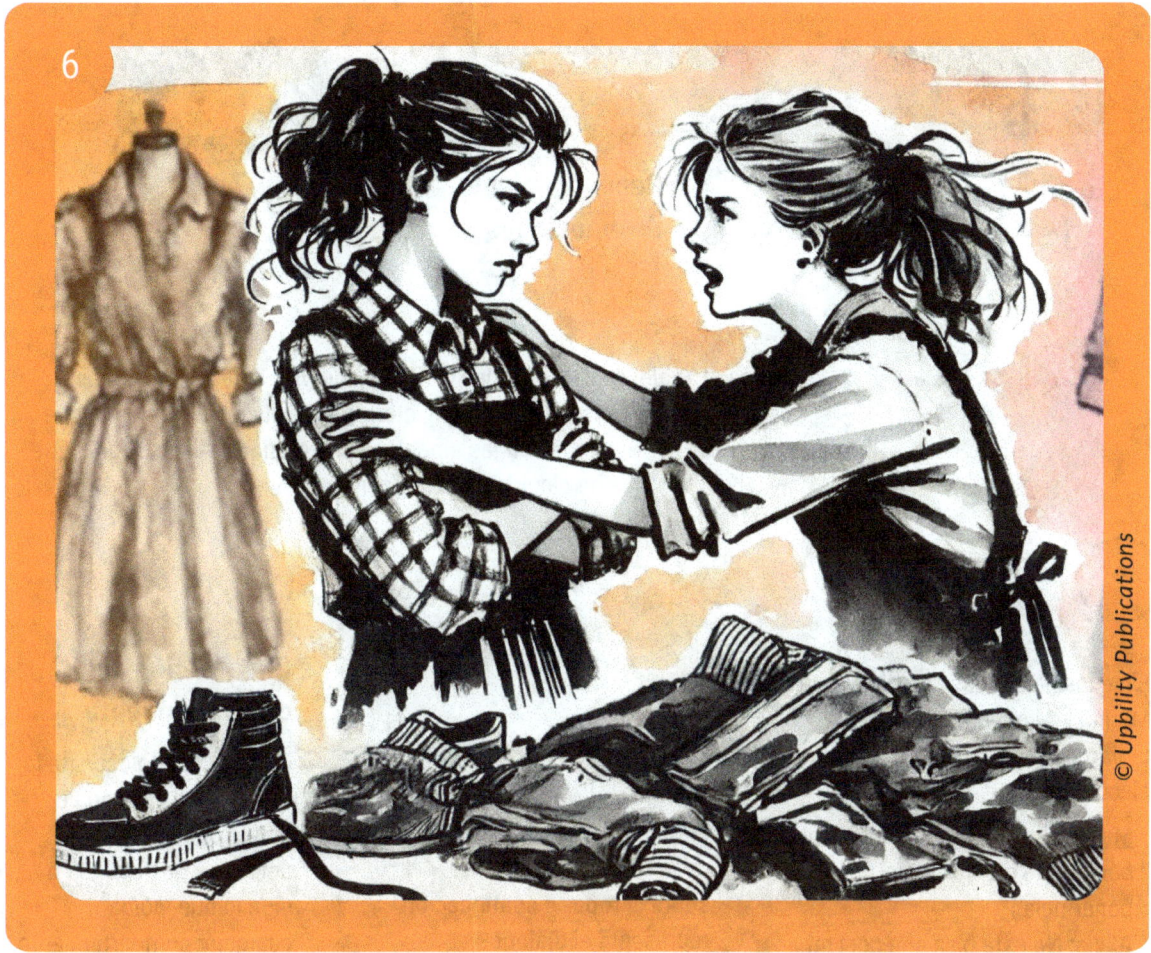

## Conflicto por la ropa

Marina y Alicia son hermanas y a menudo se pelean por la ropa. Marina toma prestada la ropa de Alicia sin preguntarle y esta se enfada. Después de una gran pelea, Marina se dio cuenta de que tenía que pedirle permiso a su hermana antes de tomar prestadas sus prendas de ropa. Alicia, por su parte, comprendió que Marina admiraba su estilo. Así que aprendieron a respetar las cosas de los demás.

**Reconocimiento de emociones**

¿Cómo se sentía Alicia cuando Marina le tomaba prestada su ropa sin preguntarle?

**Comprender las intenciones**

¿Por qué Marina tomaba prestada la ropa de Alicia sin pedir permiso?

**Predicciones sobre el comportamiento**

¿Cómo crees que se comportará Marina en el futuro cuando quiera pedirle prestada la ropa a Alicia?

**Empatía**

¿Cómo demostró Marina que comprendía las emociones de Alicia después de su pelea?

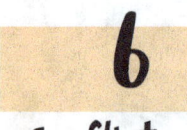
# 6
## conflicto por la ropa

**1** **Reconocimiento de emociones**

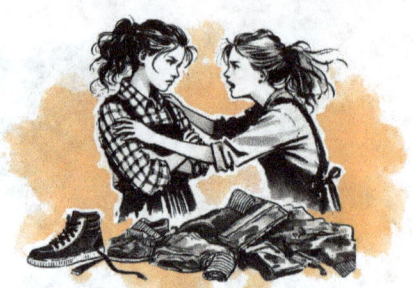
© Upbility Publications

Entrega al adolescente imágenes de caras con diferentes expresiones* (alegría, tristeza, enfado, frustración, etc.). Pídele que elija la imagen que crea que se corresponde con las emociones de Marina y Alicia. Pídele que te explique por qué ha elegido esas imágenes.
*Anexo, ejercicio 1.

**2** **Comprensión de ideas**

Elige las ideas más probables que Marina y Alicia podrían haber tenido y explica la razón de tu elección:

- Marina: La ropa de Alicia es tan bonita que me gustaría ponérmela.
- Alicia: No está bien que coja mi ropa sin preguntarme.
- Marina: Será mejor que pida permiso antes de tomar prestado algo de Alicia.
- Alicia: Tengo que explicarle cómo me siento cuando coge mis cosas sin preguntarme.

**3** **Escenarios de diálogo**

Escribe un breve diálogo entre Marina y Alicia en el que resuelvan su desacuerdo sobre la ropa. A continuación, representa el diálogo.

**4** **Observación del comportamiento**

Muestra al adolescente la imagen de la historia 6. Pídele que se fije en los detalles y que escriba o diga lo que indica cualquier comportamiento.

**5** **Empatía e interacción**

Elige la acción más adecuada y explica por qué la has elegido:

- Ignorar las emociones de mi hermana y seguir pidiéndole prestada su ropa.
- Encontrar una forma común de compartir la ropa sin tensiones.
- Esconder mi ropa para que no me la encuentren y me la puedan tomar prestada.
- Proponer planear qué ropa me pueden tomar prestada y cuándo.

**6** **Experiencia personal**

Escribe o cuenta una historia breve sobre una experiencia propia en la que hayas sentido que te han faltado al respeto y explica cómo la afrontaste.

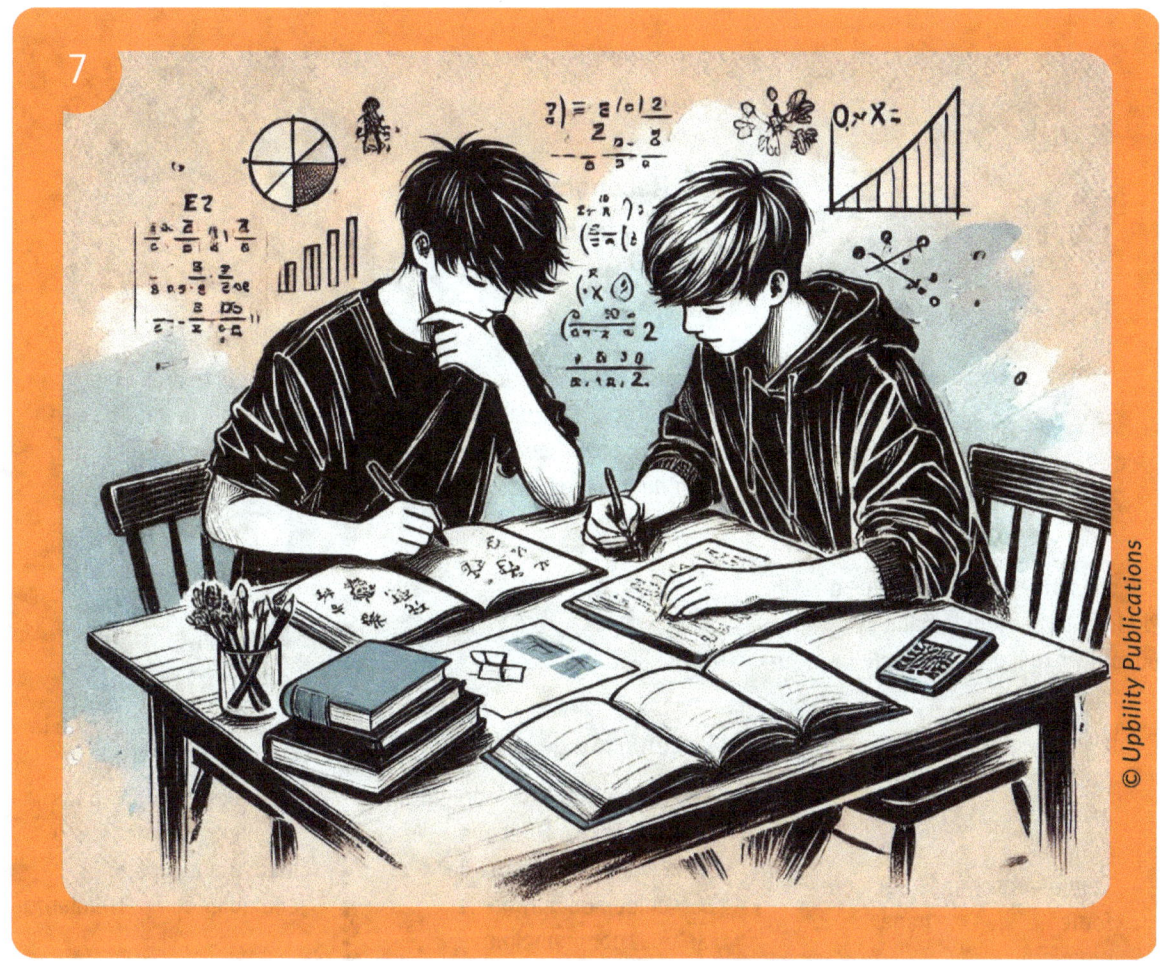

## Ayuda con los deberes

Daniel es muy bueno en matemáticas y ayuda a su amigo Álvaro con los deberes. Pero Álvaro se siente incómodo cuando tarda en entender lo que le explica su amigo y tiene miedo de preguntar. Daniel se dio cuenta de que tenía que ser más paciente y explicárselo con más detalle. Álvaro comprendió que está bien pedir ayuda y hacer preguntas.

**Reconocimiento de emociones**

¿Cómo se siente Álvaro cuando no entiende inmediatamente las matemáticas y tiene miedo de preguntar?

**Comprender las intenciones**

¿Por qué Daniel quiere ayudar a Álvaro con los deberes de matemáticas?

**Predicciones sobre el comportamiento**

¿Cómo crees que cambiará la actitud de Daniel cuando le ayude con las matemáticas a Álvaro en el futuro?

**Empatía**

¿Cómo demuestra Daniel que comprende las emociones de Álvaro cuando este expresa sus problemas con las matemáticas?

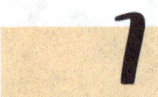
# 7
## Ayuda con los deberes

**1** Reconocimiento de emociones

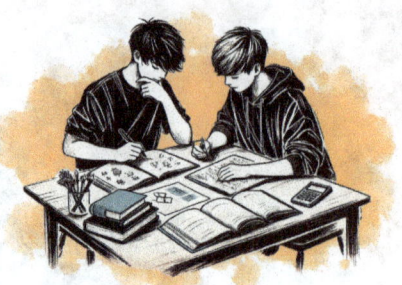

Entrega al adolescente imágenes de caras con diferentes expresiones* (alegría, tristeza, enfado, frustración, etc.). Pídele que elija la imagen que crea que se corresponde con cómo se sienten Daniel y Álvaro. Pídele que te explique por qué ha elegido esas imágenes.
*Anexo, ejercicio 1.*

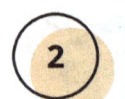
**2** Comprensión de ideas

Elige las ideas más probables que podrían haber tenido Daniel y Álvaro y explica el motivo de tu elección:

Daniel:
- Quizá debería explicarlo todo más despacio y con más detalle.
- Tengo que ser más paciente y fomentar que me haga preguntas.

Álvaro:
- Temo parecer estúpido si pregunto.
- Está bien pedir ayuda y hacer preguntas.
- Daniel podría pensar que no se me dan bien las matemáticas.

**3** Escenarios de diálogo

Escribe un breve diálogo entre Daniel y Álvaro en el que resuelvan su problema de comunicación durante la clase. A continuación, representa el diálogo.

**4** Observación del comportamiento

Muestra al adolescente la imagen de la historia 7. Pídele que se fije en los detalles y que escriba o diga lo que indica cualquier comportamiento.

**5** Empatía e interacción

Elige la acción más adecuada y explica por qué la has elegido:

- Preguntar a Álvaro si tiene alguna duda y qué le ha parecido la clase.
- Explicar las matemáticas a toda prisa sin prestar atención a las preguntas de Álvaro.
- Animar a Álvaro a hacer preguntas y a no ser tímido.
- Ignorar a Álvaro cuando demuestre que no entiende.
- Hablar con Álvaro y encontrar la forma de enseñar que mejor se adapte a él.

**6** Experiencia personal

Escribe o cuenta una historia breve sobre una experiencia propia en la que hayas sentido que no entendías algo y explica cómo la afrontaste.

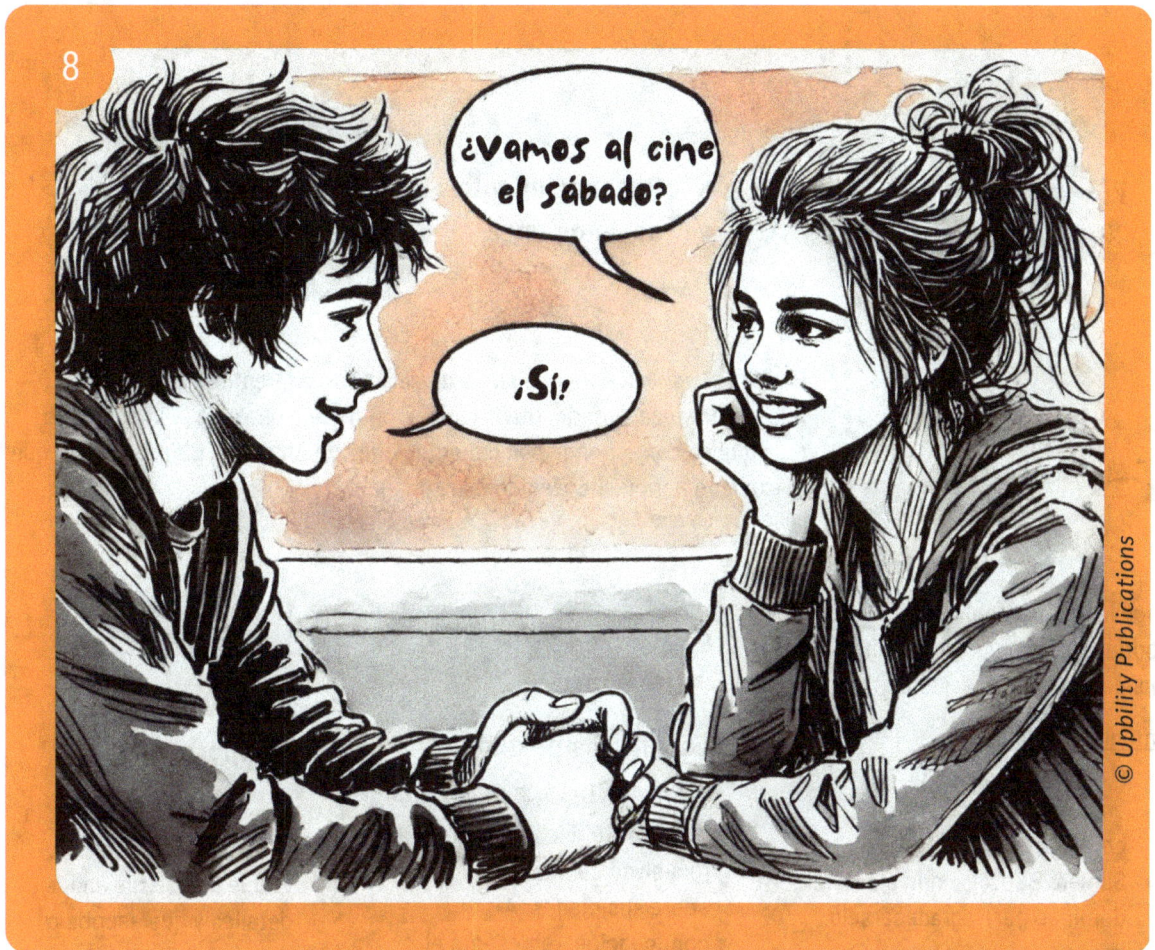

## Planes para el fin de semana

Antonio y Blanca planeaban ir al cine el sábado. Pero Antonio prefirió ir al estadio para ver un partido. Blanca se sintió decepcionada y le pareció que Antonio no contaba con ella. Antonio comprendió que Blanca quería pasar tiempo juntos y le propuso ir al cine el domingo. Así entendieron que tenían que tener en cuenta lo que piensa la otra persona.

**Reconocimiento de emociones**

¿Cómo se sintió Blanca cuando Antonio prefirió ir al estadio en vez de al cine?

**Comprender las intenciones**

¿Por qué decidió Antonio ir al estadio el sábado en vez de al cine?

**Predicciones sobre el comportamiento**

¿Cómo crees que se comportará Antonio en el futuro cuando planee algo con Blanca?

**Empatía**

¿Cómo demostró Antonio que comprendía lo que sentía Blanca tras su decepción?

## 8
### Planes para el fin de semana

### Reconocimiento de emociones

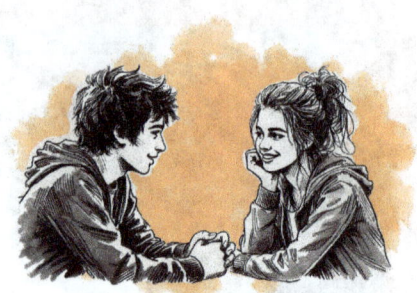

Entrega al adolescente imágenes de caras con diferentes expresiones* (alegría, tristeza, enfado, frustración, etc.). Pídele que elija la imagen que crea que se corresponde con las emociones de Antonio y Blanca. Pídele que te explique por qué ha elegido esas imágenes.
*Anexo, ejercicio 1.

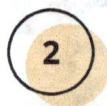

### Comprensión de ideas

Elige lo que probablemente podrían haber pensado Antonio y Blanca y explica por qué:

Antonio:
- No pensé en lo importante que era para Blanca ir al cine conmigo.
- Sugiero que vayamos al cine el domingo para agradecérselo.

Blanca:
- Me decepcionó que Antonio prefiriera ir al estadio para ver un partido, siento que no cuenta conmigo.
- Necesito hablar con Antonio sobre cómo me siento para que pueda entender mis emociones.

### Escenarios de diálogo

Escribe un breve diálogo entre Antonio y Blanca en el que resuelvan su desacuerdo sobre sus planes. A continuación, representa el diálogo.

### Observación del comportamiento

Muestra al adolescente la imagen de la historia 8. Pídele que se fije en los detalles y que escriba o diga lo que indica cualquier comportamiento.

### Empatía e interacción

Elige la acción más adecuada y explica por qué la has elegido:

- Sugerirle ir al cine el domingo para agradecérselo.
- Ignorar los sentimientos de Blanca y e ir al estadio sin dar explicaciones.
- Preguntarle cómo se siente y buscar juntos una solución.
- Prometer no hacer más planes sin preguntarle antes.

### Experiencia personal

Escribe o cuenta una historia breve sobre una experiencia propia en la que te hayas sentido poco apreciado y explica cómo la afrontaste.

# SECCIÓN II

# EMOCIONES Y REACCIONES

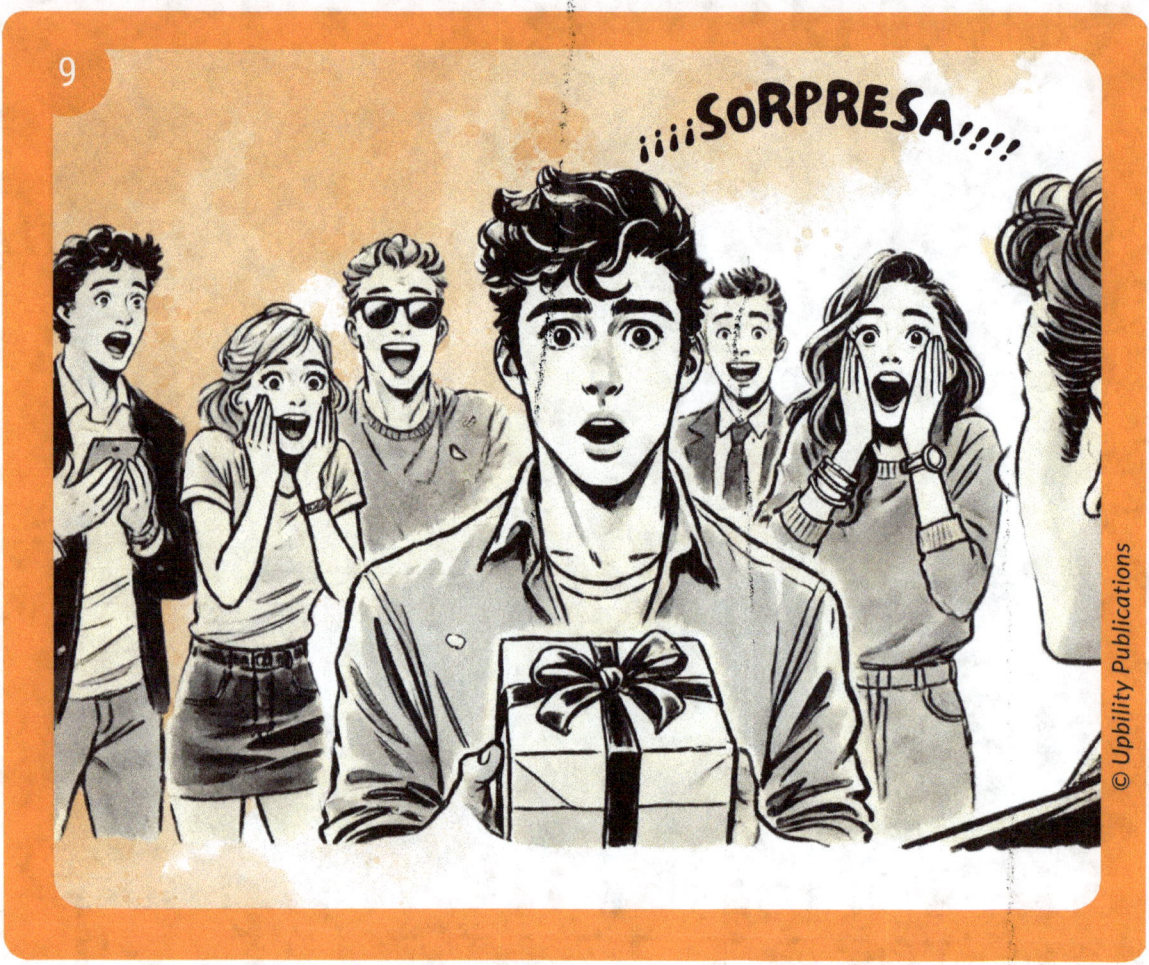

## La sorpresa

Estrella organizó una fiesta sorpresa para el cumpleaños de Nico e invitó a todos sus amigos. Cuando llegó Nico y todo el mundo gritó "¡Sorpresa!", pareció sorprendido y no supo qué decir. Estrella pensó que no le gustaba la fiesta y se sintió herida. Más tarde, Nico le explicó que estaba tan sorprendido que no sabía qué decir y que, no obstante, había disfrutado mucho de la fiesta. Estrella se dio cuenta de que la reacción inicial de Nico se debía al shock de la sorpresa.

**Reconocimiento de emociones**

¿Cómo se sintió Estrella al ver que Nico no reaccionaba inmediatamente a la sorpresa?

**Comprender las intenciones**

¿Por qué organizó Estrella la fiesta sorpresa para Nico?

**Predicciones sobre el comportamiento**

¿Cómo crees que reaccionará Estrella la próxima vez que organice algo para Nico, basándose en esta experiencia?

**Empatía**

¿Cómo crees que se sintió Nico cuando se dio cuenta de que Estrella estaba dolida por su reacción inicial?

## 9 La Sorpresa

### 1 Reconocimiento de emociones

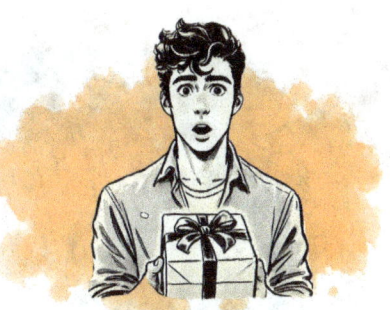

Entrega al adolescente imágenes de caras con diferentes expresiones* (alegría, tristeza, enfado, frustración, etc.). Pídele que elija la imagen que crea que se corresponde con las emociones que experimentaron Estrella y Nico. Pídele que te explique por qué ha elegido esas imágenes.
*Anexo, ejercicio 1.*

### 2 Comprensión de ideas

Elige lo que más probablemente habrán pensado Estrella y Nico y explica por qué lo has elegido:

Estrella:
- Nico no parecía feliz, tal vez no le gustaba la fiesta.
- Me dolió que Nico no reaccionara como yo esperaba, ¿habré hecho algo mal?

Nico:
- Estaba tan abrumado por la sorpresa que no podía hablar.
- Estrella podría pensar que no me gustó la fiesta, tengo que explicarle lo que pasó.

### 3 Escenarios de diálogo

Escribe un breve diálogo entre Estrella y Nico en el que resuelvan el malentendido sobre la reacción inicial de Nico ante la fiesta sorpresa. A continuación, representa el diálogo.

### 4 Observación del comportamiento

Muestra al adolescente la imagen de la historia 9. Pídele que se fije en los detalles y que escriba o diga lo que indica cualquier comportamiento.

### 5 Empatía e interacción

Elige la acción más adecuada y explica por qué la has elegido:

- Preguntarle a Nico qué le pareció la fiesta.
- Asumir que Nico no disfrutó de la fiesta sin preguntárselo.
- Explicarle a Nico cómo te sentiste cuando no reaccionó como esperabas.
- Ignorar tus sentimientos y no hablar de ello.
- Hablar con Nico sobre cómo le gustaría que fueran las próximas fiestas sorpresa.

### 6 Experiencia personal

Escribe o cuenta una historia breve sobre una experiencia propia en la que te hayas sentido incomprendido y explica cómo la afrontaste.

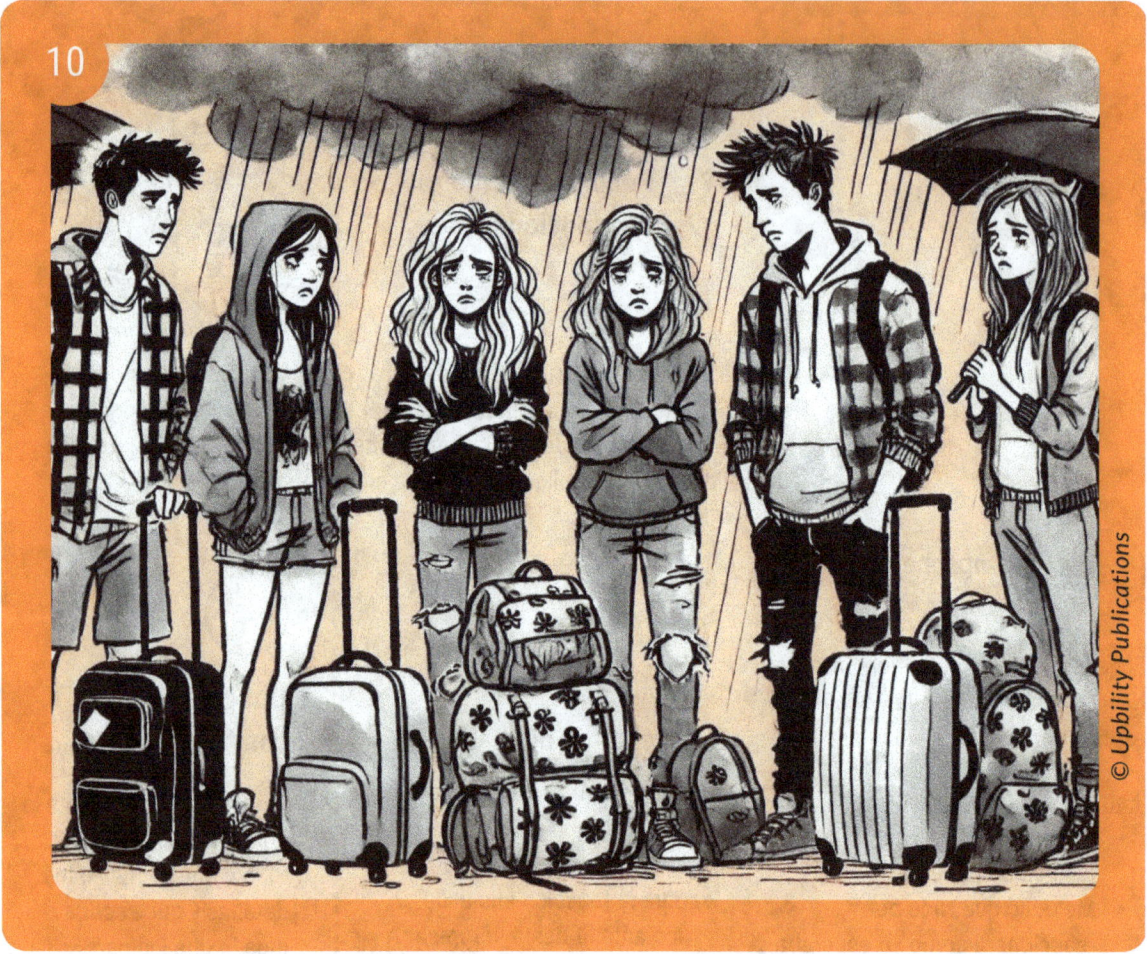

## Cambio de plan

Estrella y sus amigas habían planeado una excursión de fin de semana, pero el viaje se canceló debido al mal tiempo. Estrella se sintió frustrada y enfadada. Sus amigos le sugirieron hacer algo juntos en casa o ir al cine. Estrella se dio cuenta de que, a pesar de su decepción, podía divertirse con sus amigos aunque hubiera un cambio de planes.

**Reconocimiento de emociones**

¿Qué sintió Estrella cuando se canceló el viaje?

**Comprender las intenciones**

¿Por qué los amigos de Estrella sugirieron hacer algo juntos en casa o ir al cine?

**Predicciones sobre el comportamiento**

¿Cómo cree que Estrella afrontará en el futuro una situación similar, en la que los planes cambien debido a circunstancias imprevistas?

**Empatía**

¿Cómo crees que se sintieron los amigos de Estrella al verla frustrada y enfadada por la cancelación del viaje?

# 10
## Cambio de plan

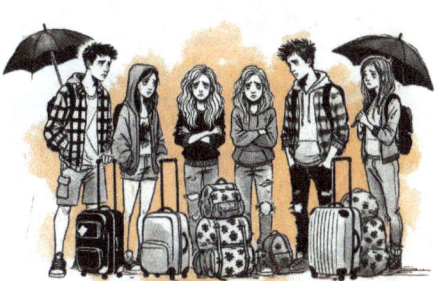

**1** **Reconocimiento de emociones**

Entrega al adolescente imágenes de caras con diferentes expresiones* (alegría, tristeza, enfado, frustración, etc.). Pídele que elija el dibujo que crea que corresponde a las emociones de Estrella. Pídele que te explique por qué ha elegido la imagen que te está señalando.
*Anexo, ejercicio 1.*

**2** **Comprensión de ideas**

Elige lo que probablemente podría haber pensado Estrella y explica por qué lo has elegido:

- Se siente decepcionada con la cancelación del viaje.
- Está enfadada porque le hacía ilusión el viaje.
- Nada le parece tan bueno como el viaje.
- Piensa que sus amigos deben intentar encontrar una alternativa.
- Puede divertirse con sus amigos, aunque cambien los planes.

**3** **Escenarios de diálogo**

Escribe un breve diálogo entre Estrella y sus amigas en el que resuelvan su frustración por la cancelación del viaje y en el que encuentren una alternativa. A continuación, representa el diálogo.

**4** **Observación del comportamiento**

Muestra al adolescente la imagen de la historia 10. Pídele que se fije en los detalles y que escriba o diga lo que indica cualquier comportamiento.

**5** **Empatía e interacción**

Elige la acción más adecuada y explica por qué la has elegido:

- Aceptar la propuesta de sus amigos de hacer otra cosa juntos.
- Cancelar todas las actividades y quedarse sola en casa.
- Hablar con tus amigos sobre cómo te sientes y buscar juntos una alternativa.
- Insistir en hacer el viaje a pesar del mal tiempo.
- Sugerir ir al cine o hacer otra actividad que les guste a todos.

**6** **Experiencia personal**

Escribe o cuenta una historia breve sobre una experiencia propia en la que te hayas sentido frustrado por un plan que se canceló y cómo lo solucionaste.

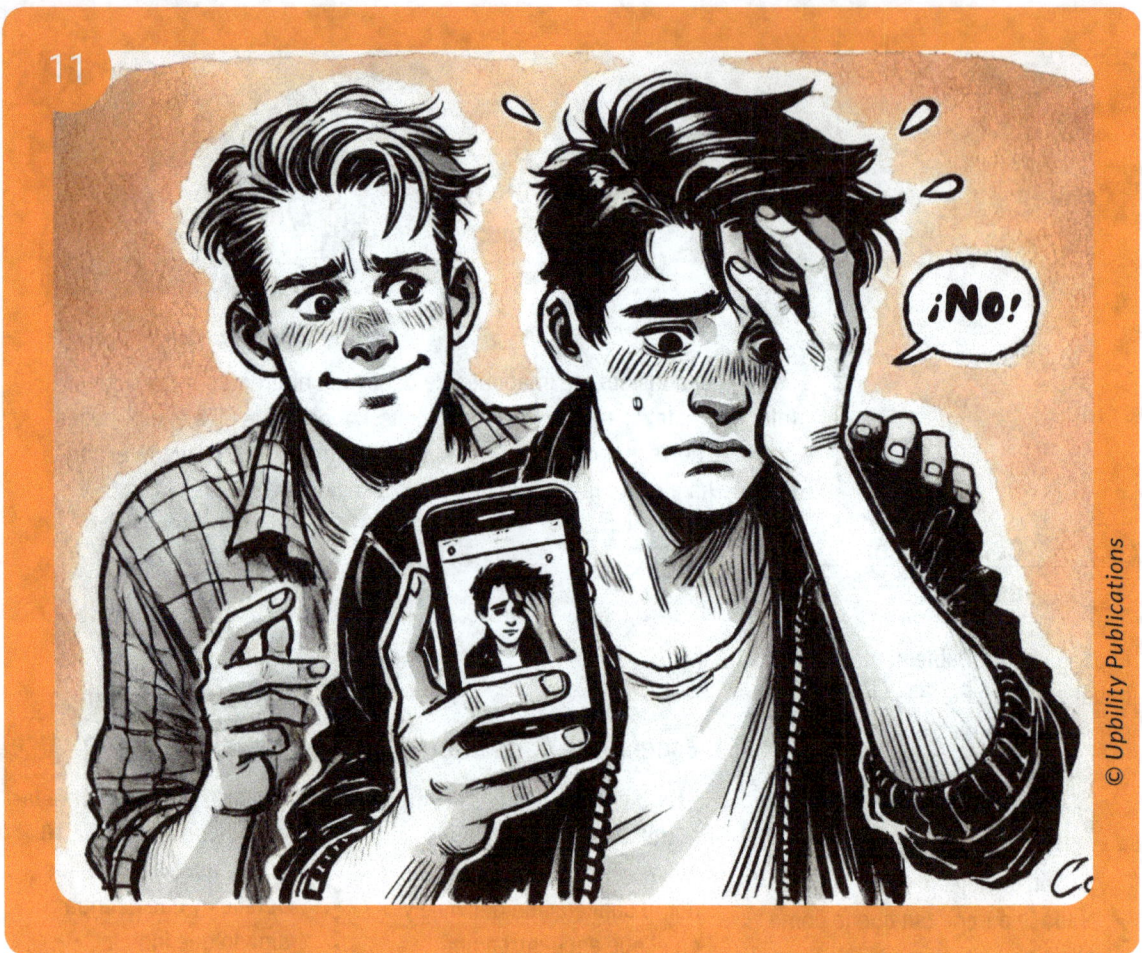

## El malentendido

Nico publicó una foto con Juan en las redes sociales sin preguntarle. Juan se sintió avergonzado y enfadado porque no le gustó la foto. Nico no entendía por qué Juan reaccionaba así, pero cuando se lo explicó, Nico se disculpó y retiró la foto. Juan se sintió aliviado y Nico aprendió a preguntar antes de publicar fotos de otras personas.

**Reconocimiento de emociones**

¿Cómo se sintió Juan cuando vio la foto que Nico subió sin su permiso?

**Comprender las intenciones**

¿Por qué Nico publicó la foto con Juan en las redes sociales sin preguntarle?

**Predicciones sobre el comportamiento**

¿Cómo crees que actuará Nico la próxima vez que quiera subir una foto que incluya a otras personas?

**Empatía**

¿Cómo crees que se sintió Nico cuando se dio cuenta de que Juan estaba avergonzado y enfadado por la foto?

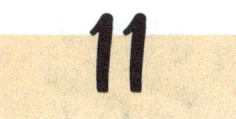

## 11
### El malentendido

**Reconocimiento de emociones**

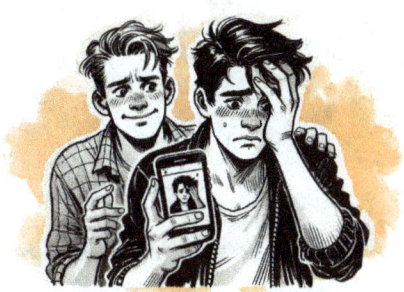

Entrega al adolescente imágenes de caras con diferentes expresiones* (alegría, tristeza, enfado, frustración, etc.). Pídele que elija la imagen que crea que se corresponde con lo que sienten Nico y Juan. Pídele que te explique por qué ha elegido la imagen que te está señalando.
*Anexo, ejercicio 1.

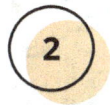

**Comprensión de ideas**

Elige lo que probablemente habrán pensado Nico y Juan y explica por qué lo has elegido:

Nico:
- No entiendo por qué Juan reaccionó así.
- Sólo quería compartir el momento.
- Debo disculparme y retirar la foto.

Juan:
- No me gustó la foto y me dio mucha vergüenza.
- Debería haberme preguntado antes de subir la foto.

**Escenarios de diálogo**

Escribe un breve diálogo entre Nico y Juan en el que resuelvan el malentendido que hubo sobre la foto. A continuación, representa el diálogo.

**Observación del comportamiento**

Muestra al adolescente la imagen de la historia 11. Pídele que se fije en los detalles y que escriba o diga lo que indica cualquier comportamiento.

**Empatía e interacción**

Elige la acción más adecuada y explica por qué la has elegido:

- Preguntar antes de publicar fotos de otros en las redes sociales.
- Ignorar los sentimientos de los demás y publicar lo que queramos sin preguntar.
- Pedir disculpas si alguien se siente ofendido por una foto que hemos publicado.
- No quitar la foto aunque alguien nos lo pida.

**Experiencia personal**

Escribe o cuenta una historia breve sobre una experiencia propia en la que te hayas sentido avergonzado y explica cómo la afrontaste.

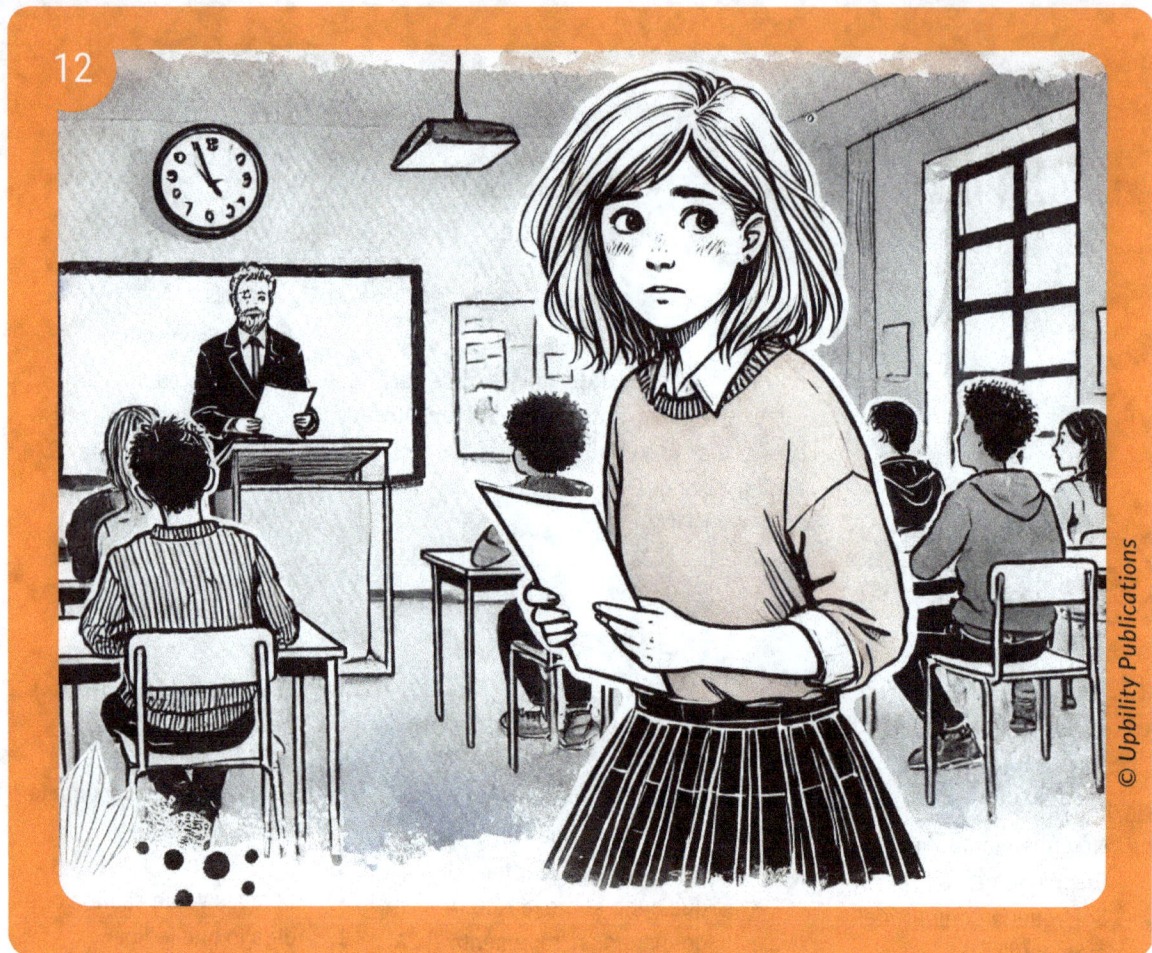

## Presentación en clase

Alicia estaba muy nerviosa por la presentación que tenía que hacer ante la clase. Cuando terminó, sus compañeros no reaccionaron con especial intensidad y Alicia se sintió frustrada y con estrés. Su profesora se acercó a ella y le dijo que había hecho un trabajo excelente y que a veces sus compañeros pueden ser simplemente tímidos. Alicia se sintió mejor y comprendió que las reacciones de los demás no determinan el valor de su esfuerzo.

**Reconocimiento de emociones**

¿Cómo se sintió Alicia después de la presentación cuando no hubo ninguna reacción especial por parte de sus compañeros?

**Comprender las intenciones**

¿Por qué la profesora de Alicia decidió decirle que había hecho un trabajo excelente y explicar la actitud de sus compañeros?

**Predicciones sobre el comportamiento**

¿Cómo crees que Alicia afrontará las futuras presentaciones en clase después de esta experiencia y de los ánimos de su profesora?

**Empatía**

¿Cómo crees que se sintió la profesora de Alicia al ver su decepción tras la presentación?

# 12
### Presentación en clase

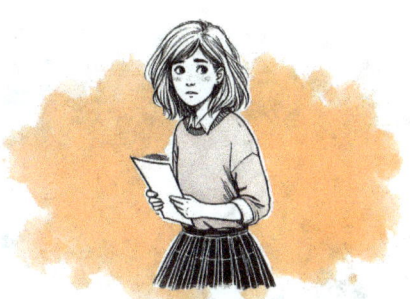

### 1 Reconocimiento de emociones

Entrega al adolescente imágenes de caras con diferentes expresiones* (alegría, tristeza, enfado, frustración, etc.). Pídele que elija la imagen que crea que se corresponde con cómo se siente Alicia. Pídele que te explique por qué ha elegido la imagen que te está señalando.
*Anexo, ejercicio 1.

### 2 Comprensión de ideas

Elige lo que más probablemente pensó Alicia y explica por qué lo has elegido:

- ¿Por qué no reaccionaron mis compañeros? ¿No fue buena mi presentación?
- Tal vez mis compañeros son simplemente tímidos.
- Mi profesora dijo que había hecho un trabajo excelente.
- El valor de mi trabajo no depende de las reacciones de los demás.
- Me siento mejor porque mi profesora ha reconocido mi esfuerzo.

### 3 Escenarios de diálogo

Escribe un breve diálogo entre Alicia y su profesora en el que la profesora explique por qué la presentación ha sido buena y anime a Alicia. A continuación, representa el diálogo.

### 4 Observación del comportamiento

Muestra al adolescente la imagen de la historia 12. Pídele que se fije en los detalles y que escriba o diga lo que indica cualquier comportamiento.

### 5 Empatía e interacción

Elige la acción más adecuada y explica por qué la has elegido:

- Disgustarse porque cree que no cae bien a sus compañeros de clase
- Aceptar los elogios de la profesora
- Reconocer su esfuerzo y sentirse bien por ello
- Ignorar los elogios de la profesora
- Hablarlo con sus compañeros
- Aislarse

### 6 Experiencia personal

Escribe o cuenta una historia corta sobre una experiencia propia en la que te hayas sentido estresado e inseguro antes de una presentación importante, explica cómo reaccionaron los demás, qué aprendiste de la experiencia y cómo te ayudó para el futuro.

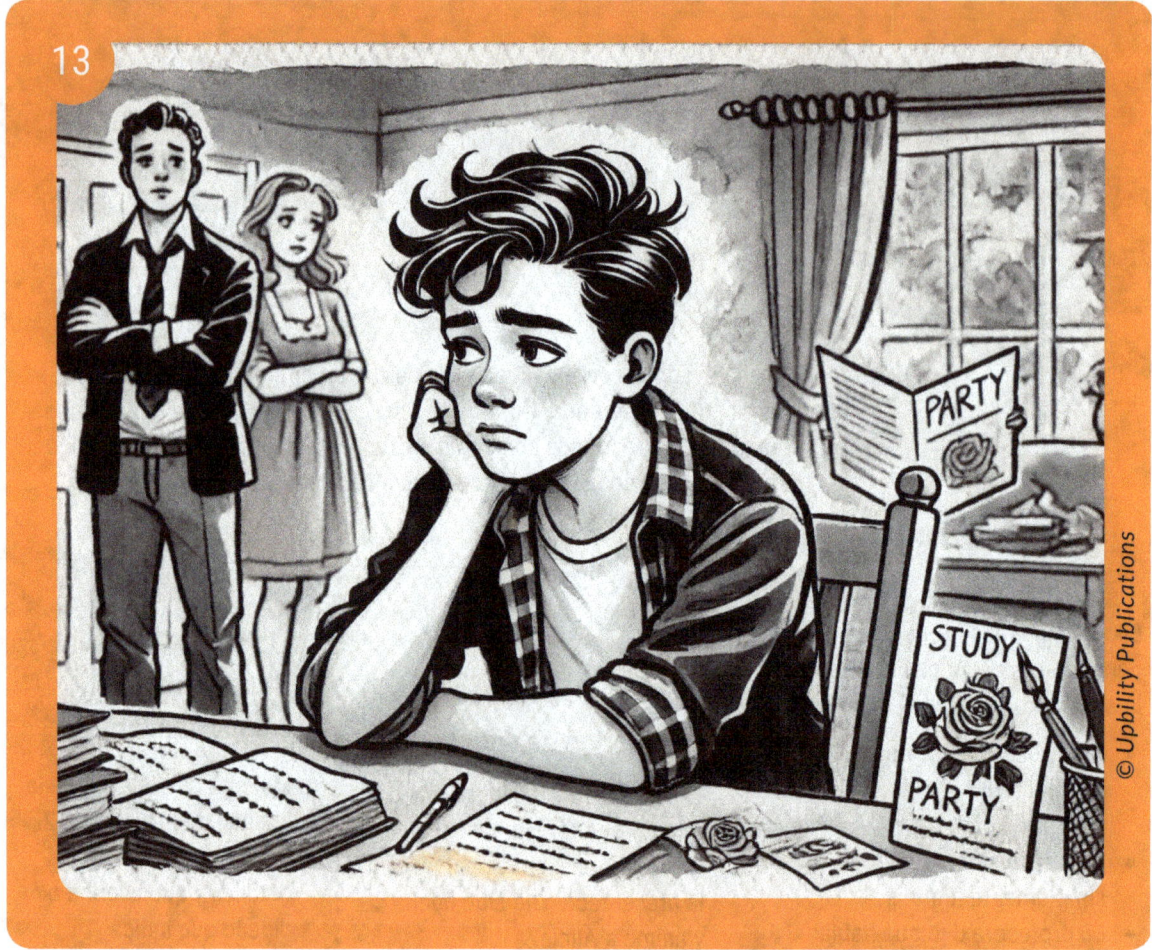

## Desacuerdo con los padres

Jorge quería ir a una fiesta, pero sus padres le dijeron que debía quedarse en casa y estudiar para los exámenes. Jorge sintió rabia y frustración y empezó a gritar. Sus padres le explicaron que si terminaba pronto los deberes, podría ir un rato a la fiesta. De este modo, Jorge se dio cuenta de que sus padres intentaban ayudarle a encontrar un equilibrio.

**Reconocimiento de emociones**

¿Qué sintió Jorge cuando sus padres le dijeron que tenía que quedarse en casa estudiando para los exámenes?

**Comprender las intenciones**

¿Por qué los padres de Jorge le sugirieron que terminara pronto los deberes para poder ir un rato a la fiesta?

**Predicciones sobre el comportamiento**

¿Cómo crees que Jorge afrontará situaciones similares en el futuro, después de darse cuenta de que sus padres intentaban ayudarle?

**Empatía**

¿Cómo crees que se sintieron los padres de Jorge al ver su enfado y frustración?

## 13
### Desacuerdo con los padres

**1** Reconocimiento de emociones

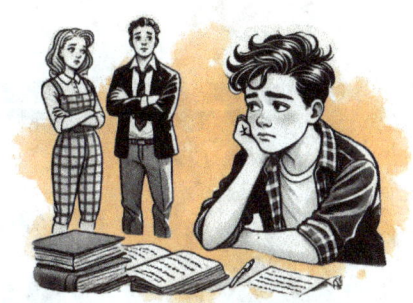

Dale al adolescente imágenes de caras con diferentes expresiones* (alegría, tristeza, enfado, frustración, etc.). Pídele que elija la imagen que crea que corresponde a lo que siente Jorge. Pídele que te explique por qué ha elegido la imagen que te está señalando.
*Anexo, ejercicio 1.

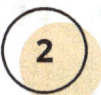
**2** Comprensión de ideas

Elige lo que más probablemente podría haber pensado Jorge y explica por qué lo has elegido:

- No es justo que tenga que quedarme en casa.
- Perderé la oportunidad de divertirme con mis amigos.
- Tal vez, si termino de estudiar rápido, pueda llegar a tiempo.
- Mis padres quieren lo mejor para mí.
- Tengo que encontrar un equilibrio entre el ocio y el estudio.

**3** Escenarios de diálogo

Escribe un breve diálogo entre Jorge y sus padres en el que se explique la importancia del estudio y se llegue a un compromiso con sus padres sobre él. A continuación, representa el diálogo.

**4** Observación del comportamiento

Muestra al adolescente la imagen de la historia 13. Pídele que se fije en los detalles y que escriba o diga lo que indica cualquier comportamiento.

**5** Empatía e interacción

Elige la acción más adecuada y explica por qué la has elegido:

- Gritar y protestar.
- Escuchar a sus padres.
- Terminar de estudiar pronto.
- Ignorar el estudio e ir a la fiesta.
- Pedir ayuda para estudiar.

**6** Experiencia personal

Escribe o cuenta una historia breve sobre una experiencia propia en la que hayas sentido frustración y rabia porque no pudiste ir a un sitio al que realmente querías ir, ¿cómo reaccionaste?

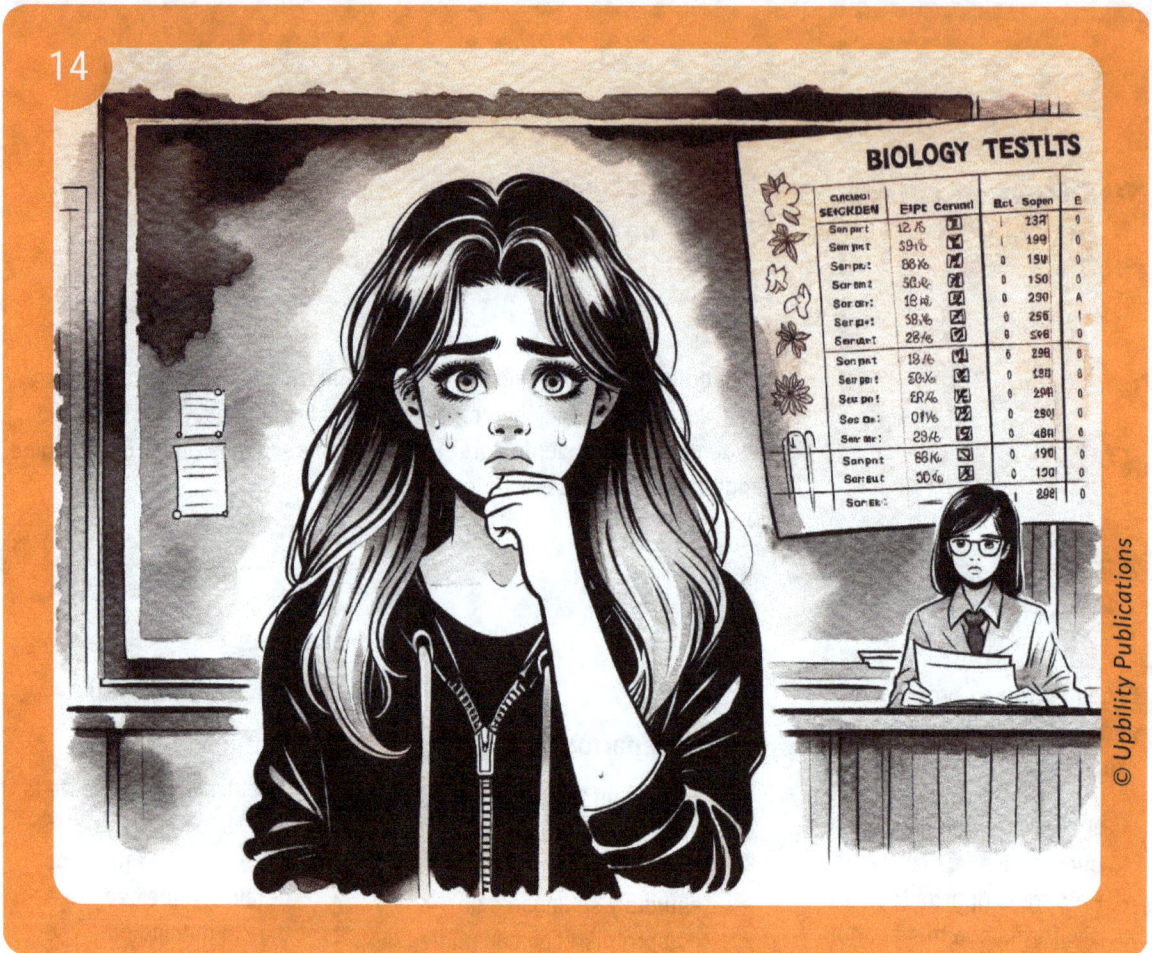

## Anuncio de los resultados

María hizo su primer examen en la clase de biología y esperaba con ansias los resultados. Cuando se anunciaron los resultados, vio que había recibido una nota baja y se sintió decepcionada y con estrés. Sus amigos la consolaron y le dijeron que todo el mundo comete errores y que puede mejorar en el futuro. María comprendió que el fracaso forma parte del aprendizaje y decidió esforzarse más en el siguiente examen.

**Reconocimiento de emociones**

¿Cómo se sintió María al ver la baja nota de su examen de biología?

**Comprender las intenciones**

¿Por qué los amigos de María la consolaron y le dijeron que todo el mundo comete errores y que puede mejorar?

**Predicciones sobre el comportamiento**

¿Cómo crees que María se preparará para el próximo examen después de esta experiencia?

**Empatía**

¿Cómo crees que se sintieron los amigos de María al verla frustrada y estresada?

# 14
### Anuncio de los resultados

 **1** **Reconocimiento de emociones**

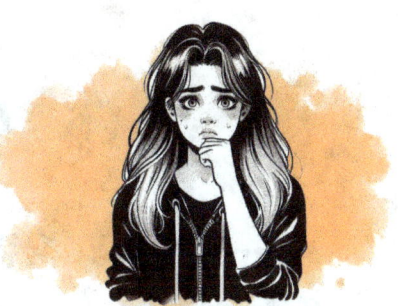
© Upbility Publications

Entrega al adolescente imágenes de caras con diferentes expresiones* (alegría, tristeza, enfado, frustración, etc.). Pídele que elija la imagen que crea que se corresponde con cómo se siente María. Pídele que te explique por qué ha elegido la imagen que te está señalando.
*Anexo, ejercicio 1.*

 **2** **Comprensión de ideas**

Elige lo que más probablemente pensó María y explica la razón de tu elección:

- ¿Por qué he sacado una nota tan baja? Estudié mucho.
- Mis padres estarán muy decepcionados.
- ¿No se me da bien la biología?
- Mis amigos tienen razón, puedo mejorar.
- Tengo que esforzarme más para el próximo examen.

 **3** **Escenarios de diálogo**

Escribe un breve diálogo entre María y sus amigos en el que ella se sienta frustrada y sus amigos intenten consolarla. A continuación, representa el diálogo.

 **4** **Observación del comportamiento**

Muestra al adolescente la imagen de la historia 14. Pídele que se fije en los detalles y que escriba o diga lo que indica cualquier comportamiento.

 **5** **Empatía e interacción**

Elige la acción más adecuada y explica por qué la has elegido:

- Ignorar el fracaso.
- Pedir ayuda al profesor.
- Aceptar el apoyo de sus amigos.
- Decepcionarse y creer que no vale para estudiar.
- Organizar mejor su rutina de estudio.

 **6** **Experiencia personal**

Escribe o cuenta una historia breve sobre una experiencia propia en la que te hayas sentido frustrado con tu actuación y explica cómo la afrontaste.

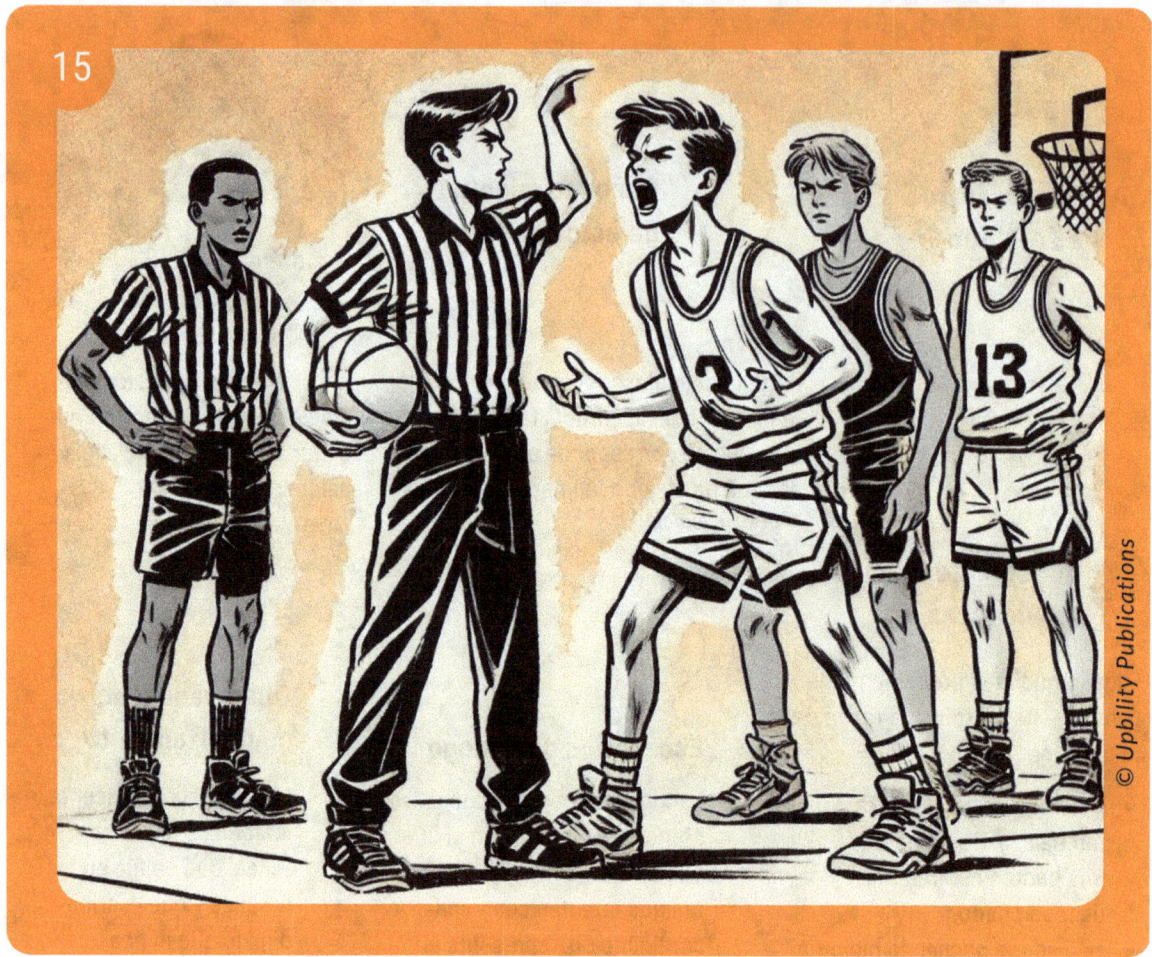

## La injusticia

Pedro estaba jugando al baloncesto con su equipo y, en una situación importante, el árbitro tomó una decisión que le pareció injusta. A raíz de esto, Pedro se enfadó y empezó a protestar enérgicamente. Su entrenador le calmó y le explicó que tenía que concentrarse en el partido. Por último, Pedro se dio cuenta de que tenía que gestionar sus emociones y no dejar que la injusticia le distrajera.

**Reconocimiento de emociones**

¿Cómo se sintió Pedro cuando el árbitro tomó la decisión?

**Comprender las intenciones**

¿Por qué el entrenador de Pedro le calmó y le pidió que se centrara en el partido?

**Predicciones sobre el comportamiento**

¿Cómo crees que reaccionará Pedro ante una situación similar en el futuro?

**Empatía**

¿Cómo te sentirías si estuvieras en el lugar de Pedro y consideraras que la decisión del árbitro fue injusta?

## 15 La injusticia

 **1** Reconocimiento de emociones

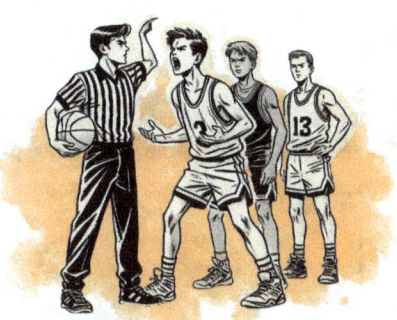

Entrega al adolescente imágenes de caras con diferentes expresiones* (alegría, tristeza, enfado, frustración, etc.). Pídele que elija la imagen que crea que se corresponde con cómo se siente Pedro. Pídele que te explique por qué ha elegido la imagen que te está señalando.
*Anexo, ejercicio 1.*

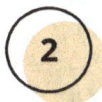 **2** Comprensión de ideas

Elige lo que más probablemente pensó Pedro y explica por qué lo elegiste:

- ¡Esto no es justo!
- ¿Por qué tomó el árbitro esta decisión?
- ¡Perderemos por su culpa!
- Necesito calmarme y seguir adelante.
- El entrenador tiene razón, tengo que concentrarme.

 **3** Escenarios de diálogo

Escribe un breve diálogo entre Pedro y su entrenador en el que el entrenador explique la importancia de saber concentrarse bien y Pedro exprese su enfado. A continuación, representa el diálogo.

 **4** Observación del comportamiento

Muestra al adolescente la imagen de la historia 15. Pídele que se fije en los detalles y que escriba o diga lo que indica cualquier comportamiento.

 **5** Empatía e interacción

Elige la acción más adecuada y explica por qué la has elegido:

- Gritar y protestar enérgicamente.
- Escuchar al entrenador y calmarse.
- Seguir jugando concentrado.
- Dejar que la injusticia que se ha producido le distraiga.
- Controlar sus emociones y mantener la calma.

 **6** Experiencia personal

Escribe o cuenta una historia breve sobre una experiencia propia en la que te hayas sentido indignado y frustrado por una decisión que se tomó, explica cómo reaccionaste y qué aprendiste de la experiencia.

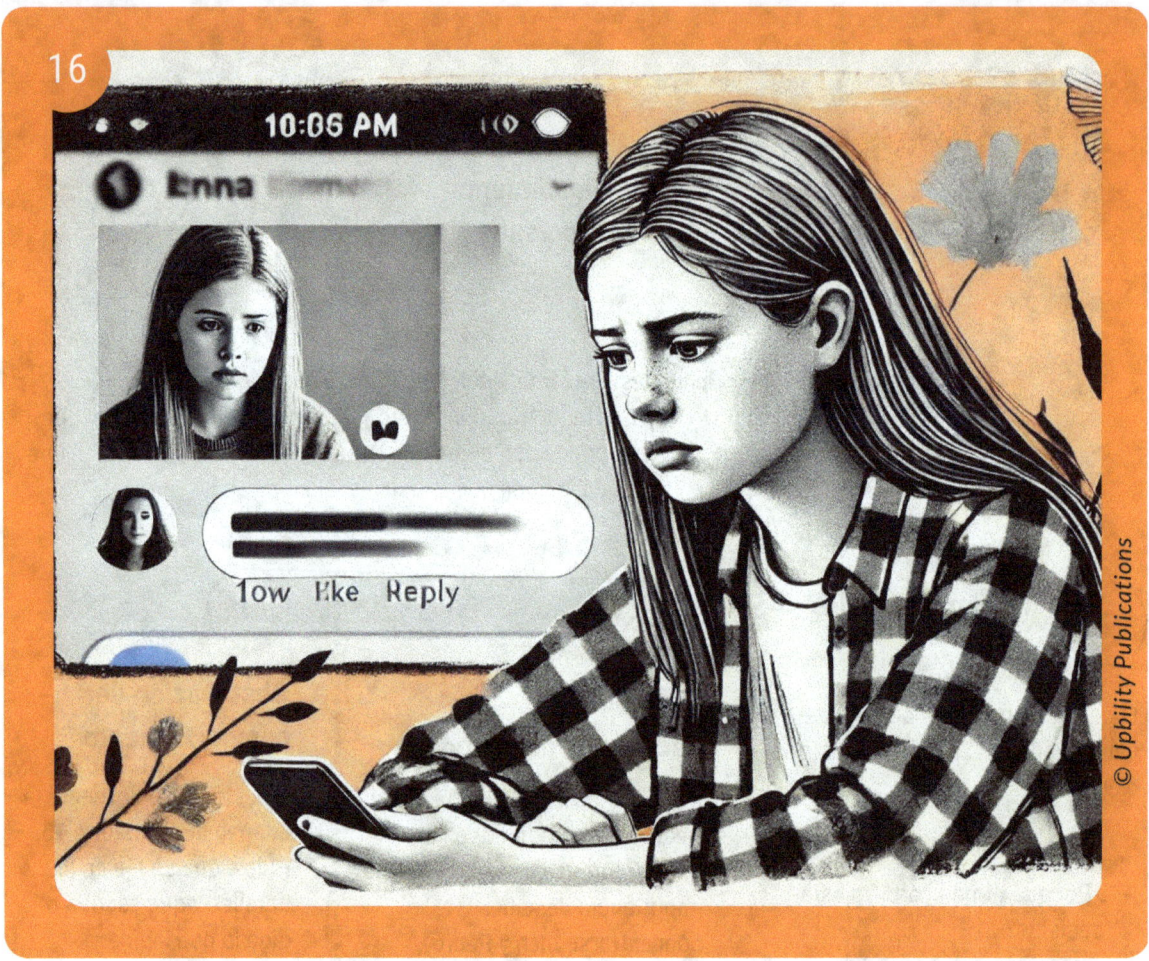

## Comentario en las redes sociales

Ana publicó una foto suya en las redes sociales y alguien le hizo un comentario negativo. Esto provocó que Ana se sintiera dolida y triste. Sus amigos le dijeron que no debía dejar que los comentarios negativos la afectaran y que la opinión de quienes la quieren es más importante. Ana decidió ignorar el comentario y centrarse en los comentarios positivos y el apoyo de sus amigos.

|  **Reconocimiento de emociones** |  **Comprender las intenciones** |  **Predicciones sobre el comportamiento** |  **Empatía** |
|---|---|---|---|
| ¿Cómo se sintió Ana cuando leyó el comentario negativo en las redes sociales? | ¿Por qué los amigos de Ana le dijeron que no dejara que los comentarios negativos la afectaran? | ¿Cómo crees que reaccionará Ana ante futuros comentarios negativos en las redes sociales? | ¿Cómo te sentirías si alguien hiciera un comentario negativo sobre una foto tuya y cómo reaccionarías? |

# 16 Comentario en las redes sociales

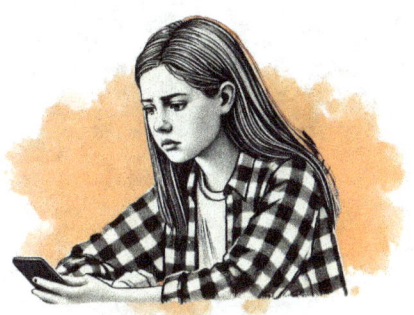

### 1 Reconocimiento de emociones

Entrega al adolescente imágenes de caras con diferentes expresiones* (alegría, tristeza, enfado, frustración, etc.). Pídele que elija la imagen que crea que se corresponde con cómo se sintió Ana. Pídele que te explique por qué ha elegido la imagen que te está señalando.
*Anexo, ejercicio 1.

### 2 Comprensión de ideas

Elige lo que más probablemente pensó Ana y explica por qué lo elegiste:

- ¡Qué comentario más injusto!
- ¿Qué necesidad tiene la gente de escribir algo así?
- No merezco estas reacciones.
- Tengo que ignorarlo y seguir adelante.
- Mis amigos tienen razón, su opinión es más importante.

### 3 Escenarios de diálogo

Escribe un breve diálogo entre Ana y sus amigos en el que la animen a no dejarse influir por los comentarios negativos. A continuación, representa el diálogo.

### 4 Observación del comportamiento

Muestra al adolescente la imagen de la historia 16. Pídele que se fije en los detalles y que escriba o diga lo que indica cualquier comportamiento.

### 5 Empatía e interacción

Elige la acción más adecuada y explica por qué la has elegido:

- Responder con ira al comentario negativo.
- Ignorar los comentarios negativos y centrarse en los positivos.
- Hablar con amigos para encontrar apoyo.
- Eliminar la foto por el comentario negativo recibido.
- Publicar algo positivo para ganar confianza.

### 6 Experiencia personal

Escribe o cuenta una historia corta sobre una experiencia propia en la que te hayas sentido herido por las críticas o comentarios de alguien, ¿cómo reaccionaste y qué aprendiste de esa experiencia?

# SECCIÓN III

# CUESTIONES SOCIALES Y COMUNICACIÓN NO VERBAL

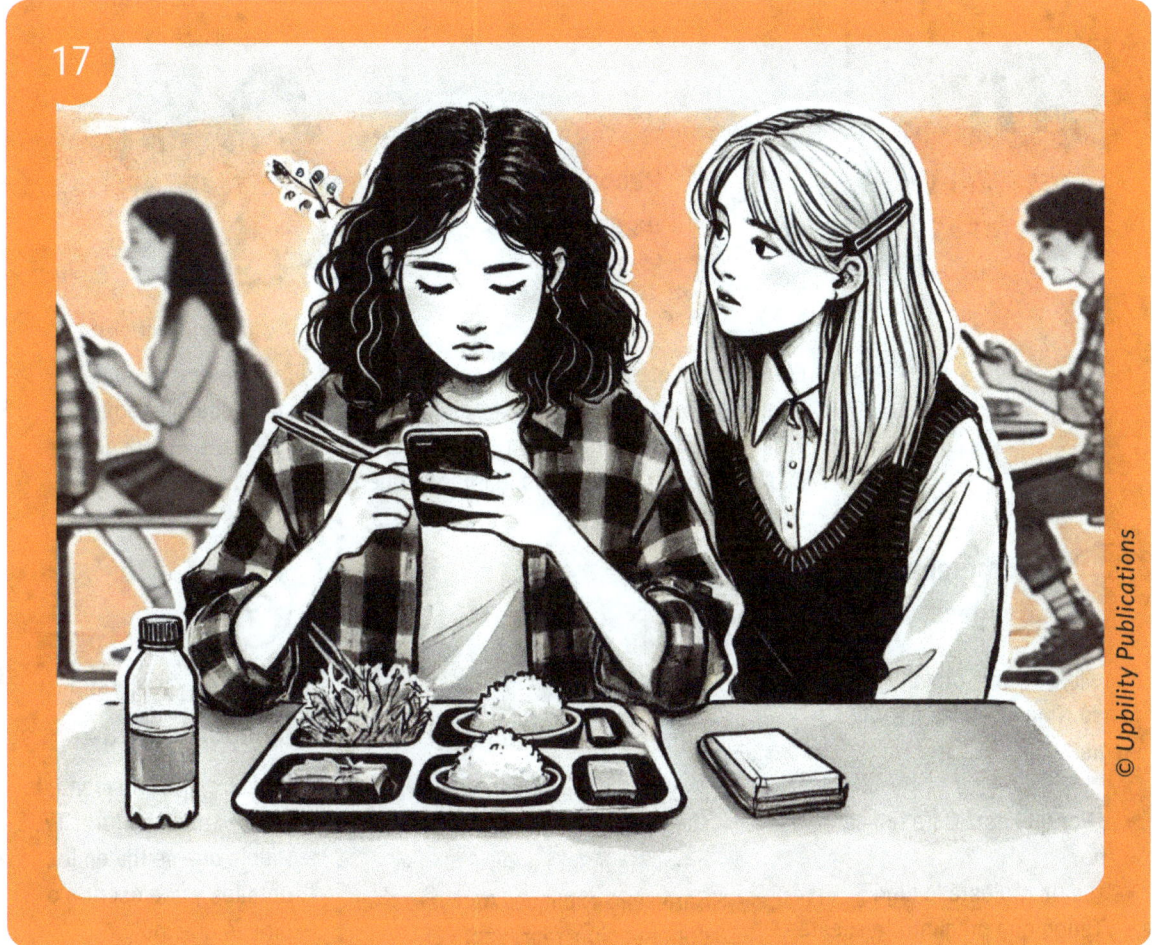

## Las señales silenciosas

Nina se dio cuenta de que su amiga, Sara, estaba inusualmente callada durante la comida y no paraba de mirar el móvil. Se preguntó si había algo que le preocupaba. Después de comer, Nina le preguntó si todo iba bien y Sara le explicó que estaba muy cansada porque se había quedado hasta tarde estudiando para un examen. Nina se dio cuenta de que el silencio de Sara se debía al cansancio, no a ningún disgusto.

**Reconocimiento de emociones**

¿Cómo se sintió Nina cuando se dio cuenta de que Sara estaba inusualmente callada y no dejaba de mirar su teléfono?

**Comprender las intenciones**

¿Por qué le preguntó Nina a Sara si todo iba bien después de comer?

**Predicciones sobre el comportamiento**

¿Cómo crees que reaccionará Nina la próxima vez que note que Sara está callada y retraída?

**Empatía**

¿Cómo te sentirías si estuvieras en el lugar de Nina y te preocuparas por tu amiga, que parece retraída y cansada?

# 17
## Las señales silenciosas

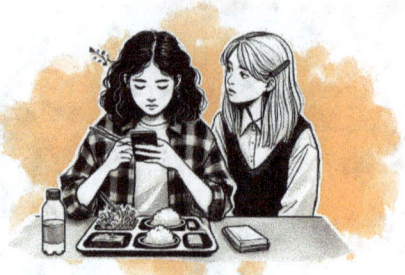

**1. Reconocimiento de emociones**

Entrega al adolescente imágenes de caras con diferentes expresiones* (alegría, tristeza, enfado, frustración, etc.). Pídele que elija la imagen que crea que se corresponde con cómo se sienten Nina y Sara. Pídele que te explique por qué ha elegido la imagen que te está señalando.
*Anexo, ejercicio 1.*

**2. Comprensión de ideas**

Elige lo que más probablemente pensó Nina y explica por qué lo elegiste:

- ¿Por qué está Sara tan callada hoy?
- ¿Le ha molestado algo?
- Tengo que preguntarle si está bien.
- ¿Hice algo que la molestara?
- Probablemente esté enfadada conmigo.

**3. Escenarios de diálogo**

Escribe un breve diálogo entre Nina y Sara en el que Nina le pregunte a Sara si está bien y Sara se lo explique. A continuación, representa el diálogo.

**4. Observación del comportamiento**

Muestra al adolescente la imagen de la historia 17. Pídele que se fije en los detalles y que escriba o diga lo que indica cualquier comportamiento.

**5. Empatía e interacción**

Elige la acción más adecuada y explica por qué la has elegido:

- Preguntarle a Sara si todo está bien.
- Ignorar el comportamiento de Sara y no hacer nada.
- Ofrecer a Sara ayuda para estudiar para el examen.
- Asumir que Sara está enfadada con ella sin preguntarle.
- Animar a Sara a que descanse y se cuide.

**6. Experiencia personal**

Escribe o cuenta una historia breve sobre una experiencia propia en la que te hayas sentido preocupado por un amigo que parecía disgustado. ¿Cómo lo afrontaste y qué aprendiste de la experiencia?

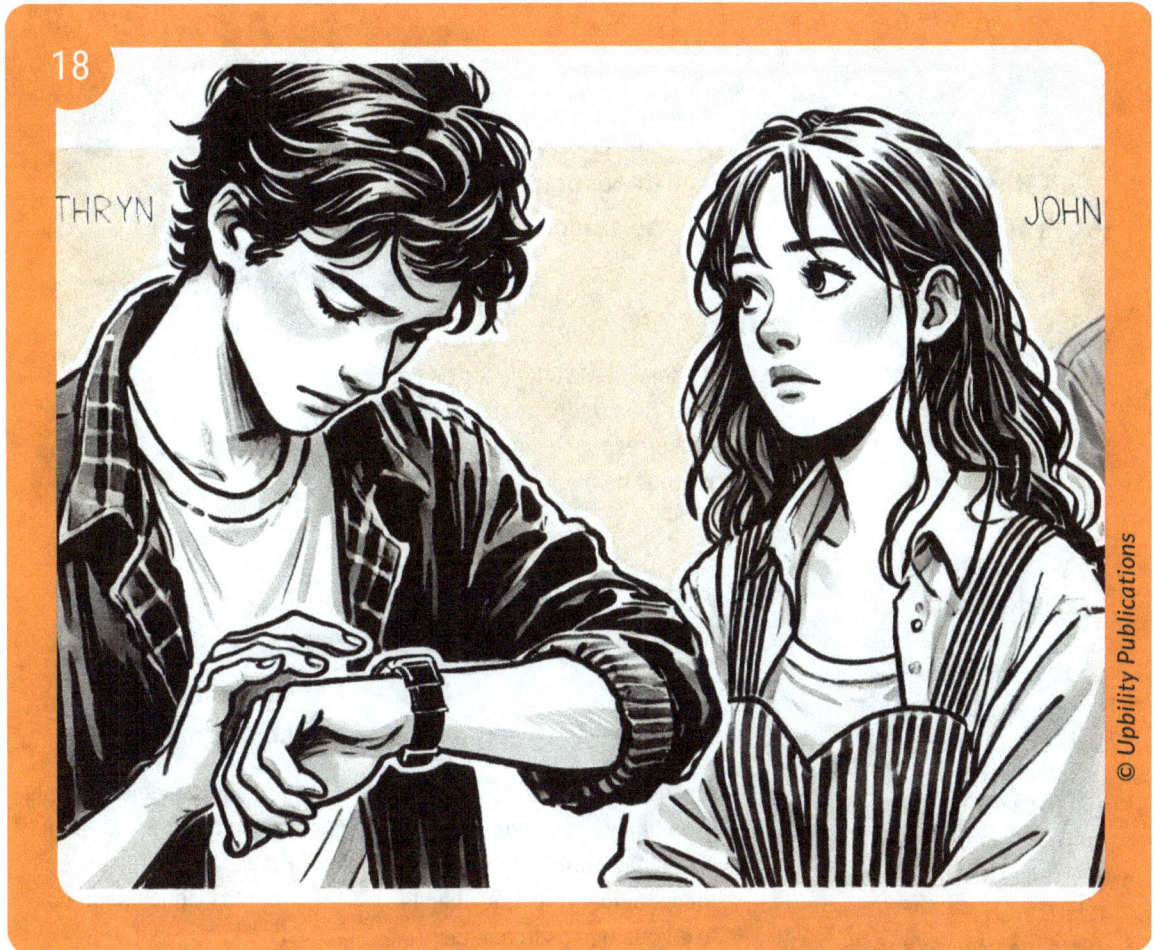

## Señales de aburrimiento

Catalina se dio cuenta de que su amigo Juan no dejaba de mirar el reloj durante la conversación. Catalina le preguntó si pensaba en hacer otras cosas. Juan le dijo que no estaba aburrido, sólo tenía una reunión importante después y le preocupaba llegar tarde. Catalina se dio cuenta de que las pistas no verbales pueden tener varias interpretaciones.

**Reconocimiento de emociones**

¿Cómo se sintió Catalina cuando se dio cuenta de que Juan no dejaba de mirar el reloj durante su conversación?

**Comprender las intenciones**

¿Por qué le preguntó Catalina a Juan si quería hacer otra cosa?

**Predicciones sobre el comportamiento**

¿Cómo crees que reaccionará Catalina la próxima vez que vea a Juan mirando el reloj?

**Empatía**

¿Cómo te sentirías si estuvieras en la situación de Catalina y vieras que tu amigo mira constantemente el reloj mientras habláis?

# 18
## Señales de aburrimiento

**1** Reconocimiento de emociones

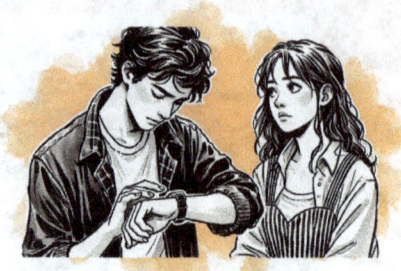
© Upbility Publications

Entrega al adolescente imágenes de caras con diferentes expresiones* (alegría, tristeza, enfado, frustración, etc.). Pídele que elija la imagen que crea que se corresponde con cómo se sienten Catalina y Juan. Pídele que te explique por qué ha elegido esas imágenes.
*Anexo, ejercicio 1.

**2** Comprensión de ideas

Elige lo que más probablemente habrá pensado Catalina y explica la razón de tu elección:

- ¿Juan se aburre con nuestra conversación?
- ¿Por qué no deja de mirar el reloj?
- ¿Está preocupado por algo?
- Tengo que preguntarle si todo va bien.
- Puede que después tenga algo que hacer.

**3** Escenarios de diálogo

Escribe un breve diálogo entre Catalina y Juan en el que Catalina le pregunte si quiere hacer algo y en el que Juan le explique qué es lo que ocurre. A continuación, representa el diálogo.

**4** Observación del comportamiento

Muestra al adolescente la imagen de la historia 18. Pídele que se fije en los detalles y que escriba o diga lo que indica cualquier comportamiento.

**5** Empatía e interacción

Elige la acción más adecuada y explica por qué la has elegido:

- Preguntarle a Juan si todo va bien.
- Asumir que Juan se aburre y enfadarse con él.
- Ofrecerse a ayudarle a organizarse para la reunión.
- Ignorar su comportamiento y continuar la conversación.
- Sugerir terminar la conversación antes para tener tiempo para acudir a un encuentro posterior.

**6** Experiencia personal

Escribe o cuenta una historia breve sobre una experiencia propia en la que te hayas sentido incomprendido por el comportamiento de otra persona. ¿Cómo lo afrontaste y qué aprendiste de la experiencia?

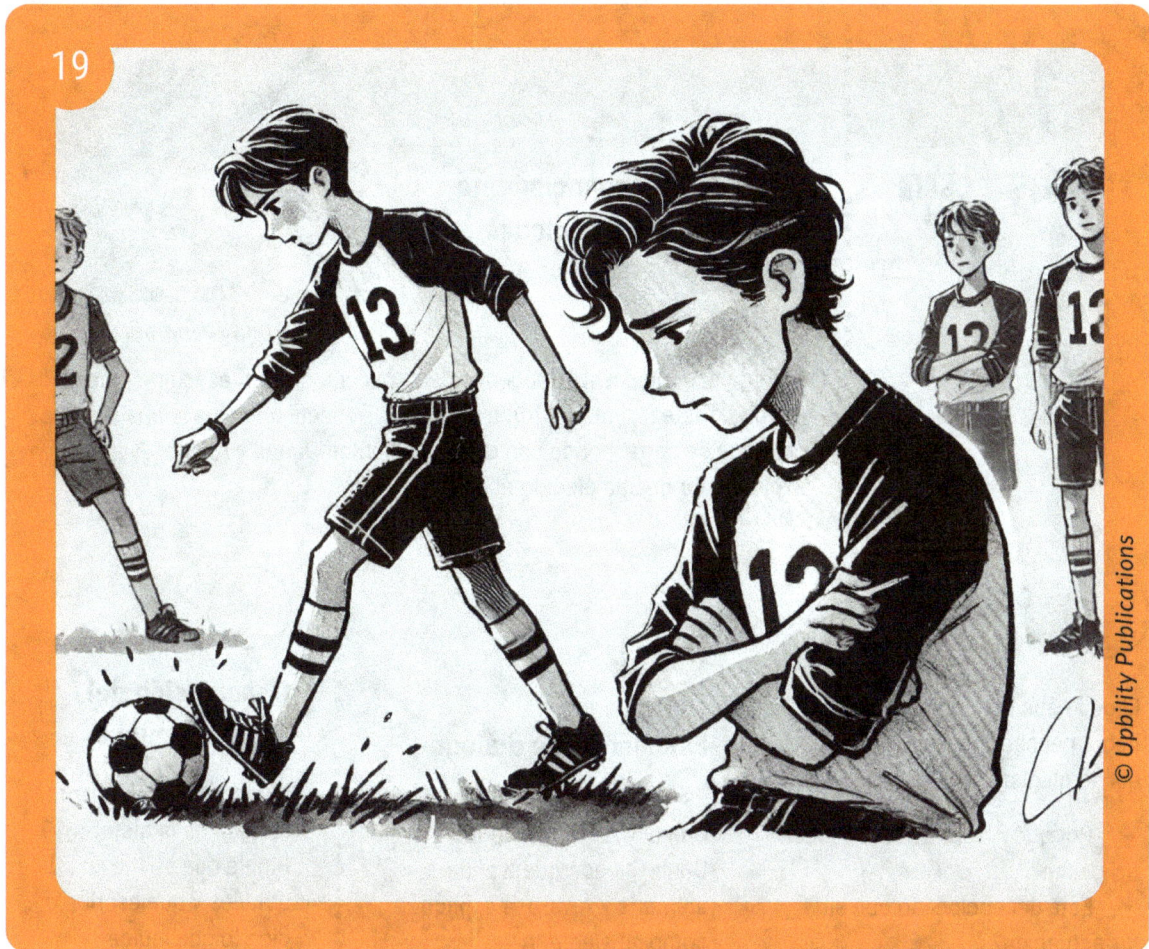

## El cuerpo habla

Daniel estaba jugando al fútbol con su equipo. Se dio cuenta de que uno de sus compañeros, Álvaro, estaba de brazos cruzados y con la cabeza caída. Daniel comprendió que Álvaro se sentía frustrado y se acercó a él para animarle. Gracias a su acción, Álvaro se sintió mejor y siguió jugando con más pasión.

**Reconocimiento de emociones**

¿Cómo comprendió Daniel que Álvaro se sentía decepcionado?

**Comprender las intenciones**

¿Por qué Daniel decidió acercarse a Álvaro y animarle?

**Predicciones sobre el comportamiento**

¿Cómo crees que reaccionará Daniel si en el futuro ve a otro compañero con cara de decepción?

**Empatía**

¿Cómo te sentirías si estuvieras en la posición de Álvaro y un compañero de equipo se te acercara para animarte cuando estuvieras frustrado?

# 19
### El cuerpo habla

 **Reconocimiento de emociones**

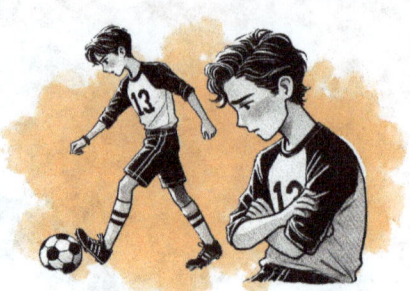

Entrega al adolescente imágenes de caras con diferentes expresiones* (alegría, tristeza, enfado, frustración, etc.). Pídele que elija la imagen que crea que se corresponde con cómo se sienten Daniel y Álvaro. Pídele que te explique por qué ha elegido esas imágenes.
*Anexo, ejercicio 1.*

 **Comprensión de ideas**

Elige lo que más probablemente habrá pensado Daniel y explica por qué lo elegiste:

- ¿Por qué Álvaro tiene la cabeza gacha?
- ¿Está decepcionado con su actuación?
- Tengo que preguntarle si está bien.
- Quizá necesite un poco de ánimo.
- ¿Cómo puedo ayudarle a sentirse mejor?

 **Escenarios de diálogo**

Escribe un breve diálogo entre Daniel y Álvaro en el que Daniel se acerque a él para animarle y Álvaro le explique cómo se siente. A continuación, representa el diálogo.

 **Observación del comportamiento**

Muestra al adolescente la imagen de la historia 19. Pídele que se fije en los detalles y que escriba o diga lo que indica cualquier comportamiento.

 **Empatía e interacción**

Elige la acción más adecuada y explica por qué la has elegido:

- Preguntarle a Álvaro si está bien.
- Ignorar el comportamiento de Álvaro y seguir jugando.
- Animarle y decirle que puede hacerlo.
- Criticarle por su mal humor.
- Proponerle hacer algunos ejercicios juntos para mejorar su rendimiento.

 **Experiencia personal**

Escribe o cuenta una historia breve sobre una experiencia propia en la que hayas sentido frustración o tristeza y en la que alguien te haya tendido la mano para animarte. ¿Cómo reaccionaste y qué aprendiste de esta experiencia?

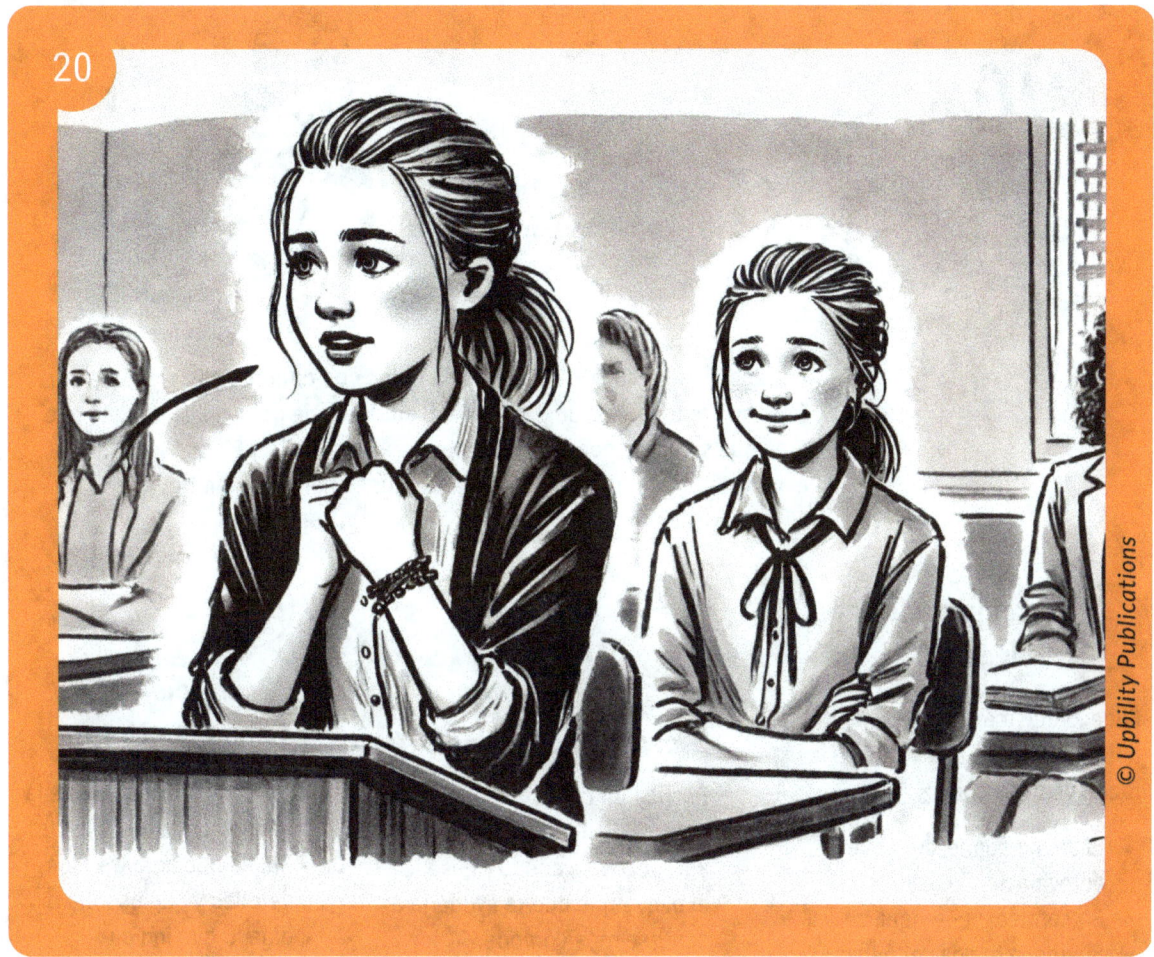

## La sonrisa del ánimo

Sofía tenía que hacer una presentación en clase y estaba muy nerviosa. Durante la presentación, se dio cuenta de que su amiga Elisa le sonreía y la miraba a los ojos. Sofía se sintió apoyada y confiada, comprendiendo que la sonrisa de Elisa era una señal de ánimo.

**Reconocimiento de emociones**

¿Cómo se sintió Sofía antes y durante la presentación?

**Comprender las intenciones**

¿Por qué Sofía entendió que la sonrisa de Elisa era una señal de ánimo?

**Predicciones sobre el comportamiento**

¿Cómo crees que reaccionará Sofía en futuras presentaciones si ve que su amiga le sonríe?

**Empatía**

¿Cómo te sentirías si estuvieras en el lugar de Sofía y vieras a tu amiga sonriéndote durante una presentación que te hace sentir muy estresado?

## 20
### La sonrisa del ánimo

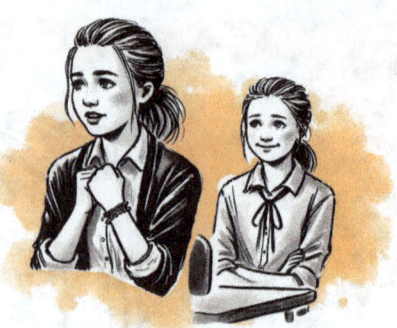

**1 Reconocimiento de emociones**

Entrega al adolescente imágenes de caras con diferentes expresiones* (alegría, tristeza, enfado, frustración, etc.). Pídele que elija la imagen que crea que se corresponde con cómo se sienten Sofía y Elisa. Pídele que te explique por qué ha elegido la imagen que te está señalando.
*Anexo, ejercicio 1.*

**2 Comprensión de ideas**

Elige lo que más probablemente habrá pensado Sofía y explica la razón de tu elección:

- Elisa me sonríe, creo que lo estoy haciendo bien.
- Su sonrisa me tranquiliza.
- Su apoyo me da confianza.
- No estoy sola en esto.
- Puedo seguir con fuerza y energía.

**3 Escenarios de diálogo**

Escribe un breve diálogo entre Sofía y Elisa en el que Sofía le agradezca su apoyo y Elisa le explique que quería ayudarla a sentirse más cómoda. A continuación, representa el diálogo.

**4 Observación del comportamiento**

Muestra al adolescente la imagen de la historia 20. Pídele que se fije en los detalles y que escriba o diga lo que indica cualquier comportamiento.

**5 Empatía e interacción**

Elige la acción más adecuada y explica por qué la has elegido:

- Sonreírle a Elisa para demostrarle que aprecias su apoyo.
- Parar la presentación por ansiedad.
- Concentrarte en la sonrisa de Elisa para que sentirte más cómoda.
- Ignorar a Elisa y seguir con ansiedad.
- Darle las gracias a Elisa tras la presentación por su apoyo.

**6 Experiencia personal**

Escribe o cuenta una historia breve sobre una experiencia propia en la que hayas sentido estrés durante un acontecimiento importante, explica cómo alguien te animó y qué aprendiste de la experiencia.

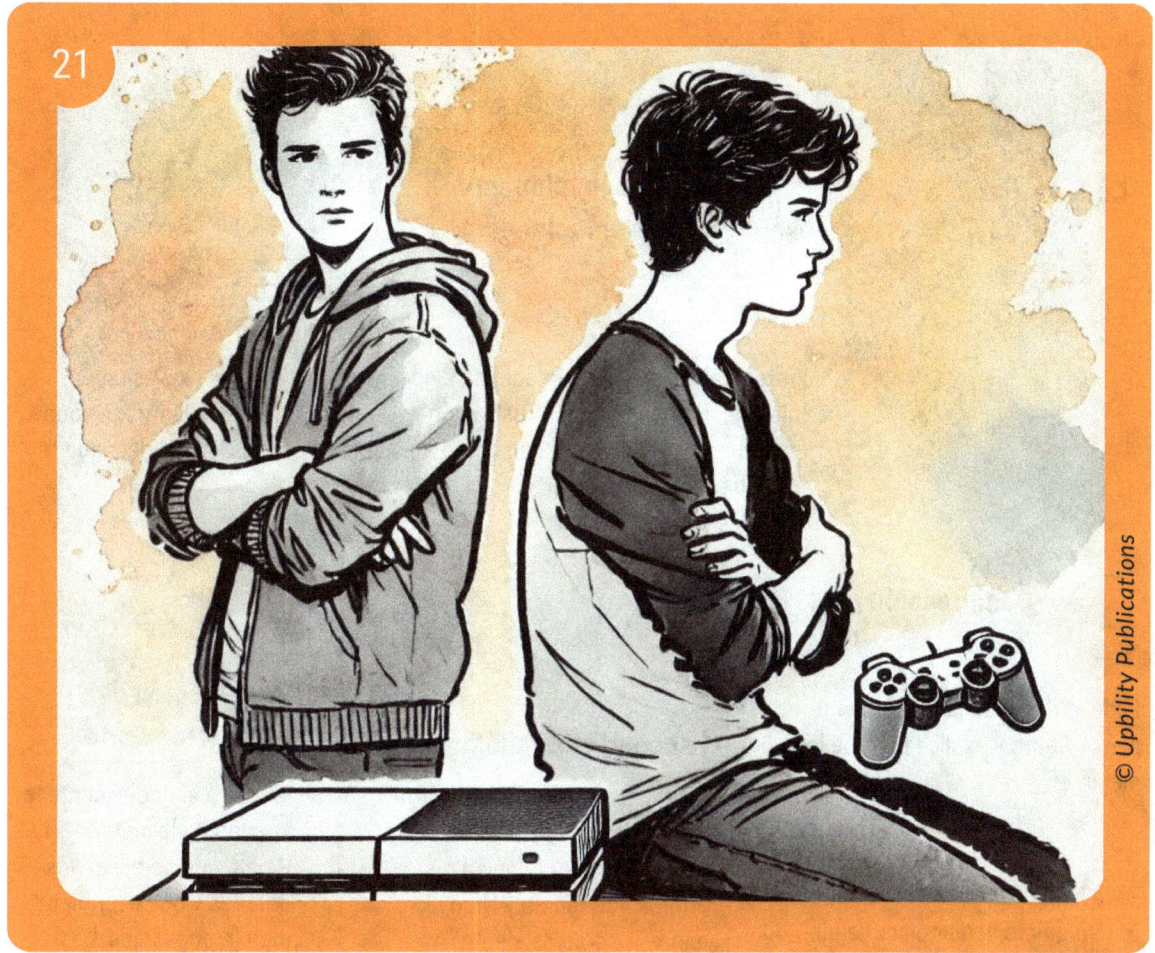

## Los amigos se pelean

Pedro y Nico se pelearon porque ambos querían jugar primero que el otro a videojuegos. Pedro se dio cuenta de que Nico tenía los brazos cruzados y no le miraba a los ojos. Además, se dio cuenta de que Nico seguía enfadado y decidió disculparse para resolver su conflicto. Nico agradeció el gesto y se reconciliaron.

**Reconocimiento de emociones**

¿Cómo sabía Pedro que Nico seguía enfadado?

**Comprender las intenciones**

¿Por qué Pedro decidió disculparse con Nico?

**Predicciones sobre el comportamiento**

¿Cómo crees que reaccionará Pedro ante futuros desacuerdos con Nico?

**Empatía**

¿Cómo te sentirías si estuvieras en el lugar de Nico y tu amigo te pidiera disculpas para resolver vuestro conflicto?

## 21
### Los amigos se pelean

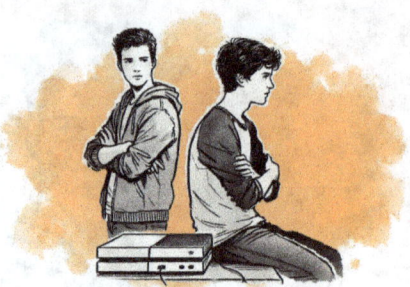

 **Reconocimiento de emociones**

Entrega al adolescente imágenes de caras con diferentes expresiones* (alegría, tristeza, enfado, frustración, etc.). Pídele que elija la imagen que crea que se corresponde con cómo se sienten Pedro y Nico. Pídele que te explique por qué ha elegido esas imágenes.
*Anexo, ejercicio 1.*

 **Comprensión de ideas**

Elige lo que más probablemente pensó Pedro y explica por qué lo elegiste:

- Nico sigue enfadado. No volveré a hablar con él.
- No quiero seguir discutiendo.
- Quizá debería disculparme.
- Tengo que hacerle sentir mejor.
- Quiero que volvamos a ser amigos.

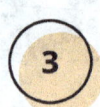 **Escenarios de diálogo**

Escribe un breve diálogo entre Pedro y Nico en el que Pedro se disculpe por la pelea que ambos han tenido y Nico exprese cómo se siente. A continuación, representa el diálogo.

 **Observación del comportamiento**

Muestra al adolescente la imagen de la historia 21. Pídele que se fije en los detalles y que escriba o diga lo que indica cualquier comportamiento.

 **Empatía e interacción**

Elige la acción más adecuada y explica por qué la has elegido:

- Disculparse con Nico.
- Insistir en que tenía razón y seguir discutiendo.
- Intentar calmar a Nico y encontrar una solución.
- Ignorarlo y jugar solo.
- Proponer jugar por turnos para que ambos estén contentos.

 **Experiencia personal**

Escribe o cuenta una historia breve sobre una experiencia propia en la que hayas sentido rabia y frustración por un desacuerdo con un amigo. ¿Cómo lo afrontaste y qué aprendiste de la experiencia?

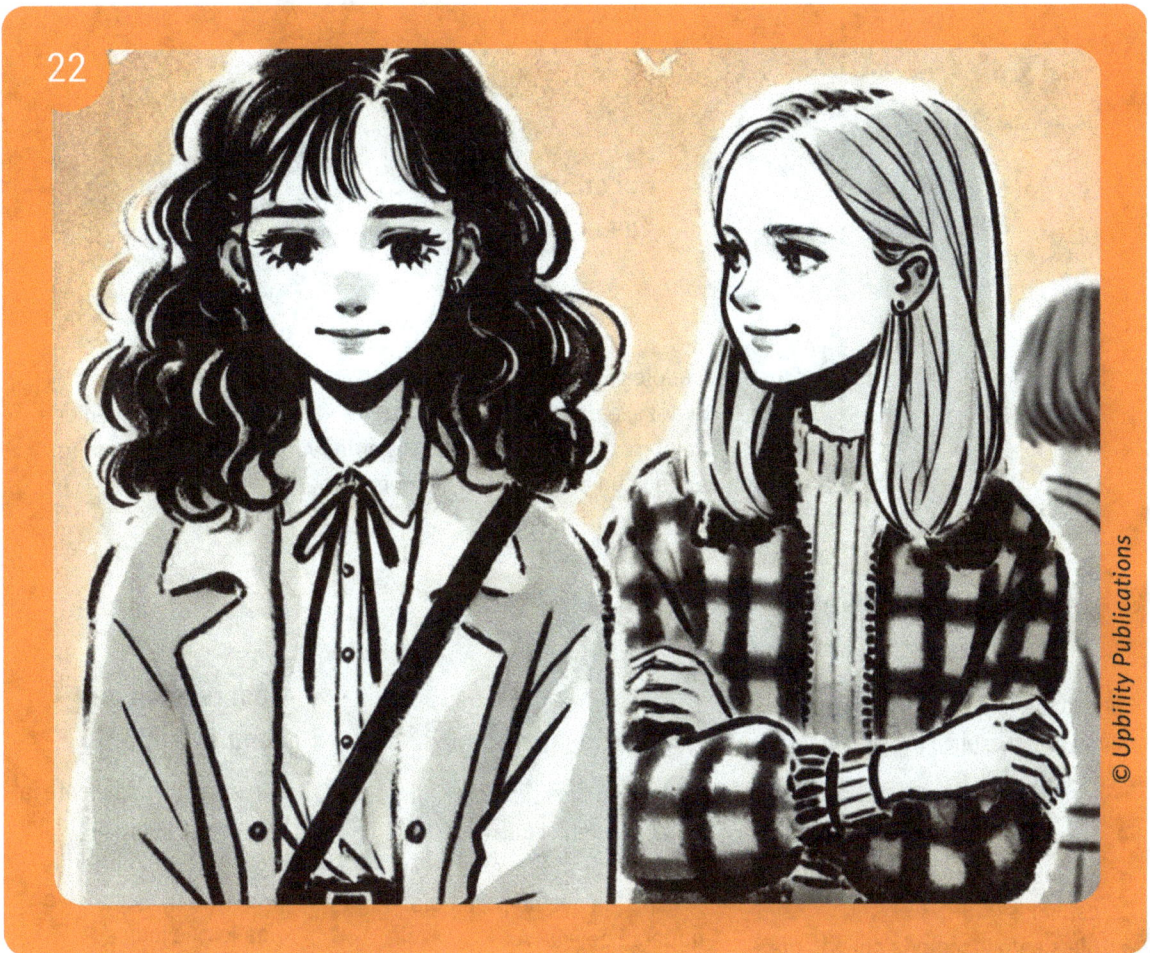

## Mirada burlona

Ana hizo una nueva amiga, Lina, pero parecía que esta se burlaba de ella con la mirada cuando hablaba con otros amigos. Ana reparó en esta mirada socarrona de su amiga y se sintió incómoda. Así que decidió hablar con Lina y contarle cómo se sentía. Lina le explicó que no pretendía burlarse de ella, simplemente estaba concentrada en otra cosa. Ana se dio cuenta de que los gestos podían malinterpretarse.

**Reconocimiento de emociones**

¿Cómo se sintió Ana cuando se dio cuenta de que Lina parecía burlarse de ella con la mirada?

**Comprender las intenciones**

¿Por qué Ana decidió hablar con Lina sobre cómo se sentía?

**Predicciones sobre el comportamiento**

¿Cómo crees que reaccionará Ana si vuelve a observar un comportamiento similar por parte de Lina en el futuro?

**Empatía**

¿Cómo te sentirías si estuvieras en el lugar de Ana y vieras a un amigo tuyo con una mirada que pareciera burlona?

# 22
## Mirada burlona

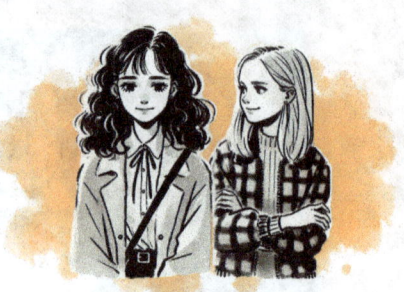

**1 Reconocimiento de emociones**

Entrega al adolescente imágenes de caras con diferentes expresiones* (alegría, tristeza, enfado, frustración, etc.). Pídele que elija la imagen que crea que se corresponde con cómo se sienten Ana y Lina. Pídele que te explique por qué ha elegido esas imágenes.
*Anexo, ejercicio 1.*

**2 Comprensión de ideas**

Elige lo que más probablemente pensó Ana y explica por qué lo elegiste:

- ¿Por qué Lina me mira así?
- ¿Se está burlando de mí a mis espaldas?
- Me siento incómoda cuando me mira así.
- Tengo que hablar con Lina y averiguar qué está pasando.
- Tal vez estoy malinterpretando su mirada.

**3 Escenarios de diálogo**

Escribe un breve diálogo entre Ana y Lina en el que Ana exprese cómo se siente y Lina le explique que no pretendía burlarse de ella. A continuación, representa el diálogo.

**4 Observación del comportamiento**

Muestra al adolescente la imagen de la historia 22. Pídele que se fije en los detalles y que escriba o diga lo que indica cualquier comportamiento.

**5 Empatía e interacción**

Elige la acción más adecuada y explica por qué la has elegido:

- Hablar abiertamente con Lina sobre cómo se siente.
- Ignorar la mirada de Lina y no decir nada.
- Asumir que Lina se burla de ella sin preguntarle.
- Expresar sus sentimientos a sus otros amigos en lugar de hablar directamente con Lina.
- Intentar comprender el punto de vista de Lina antes de sacar conclusiones.

**6 Experiencia personal**

Escribe o cuenta una historia breve sobre una experiencia propia en la que hayas sentido que alguien se burlaba de ti o te malinterpretaba. ¿Cómo lo afrontaste y qué aprendiste de la experiencia?

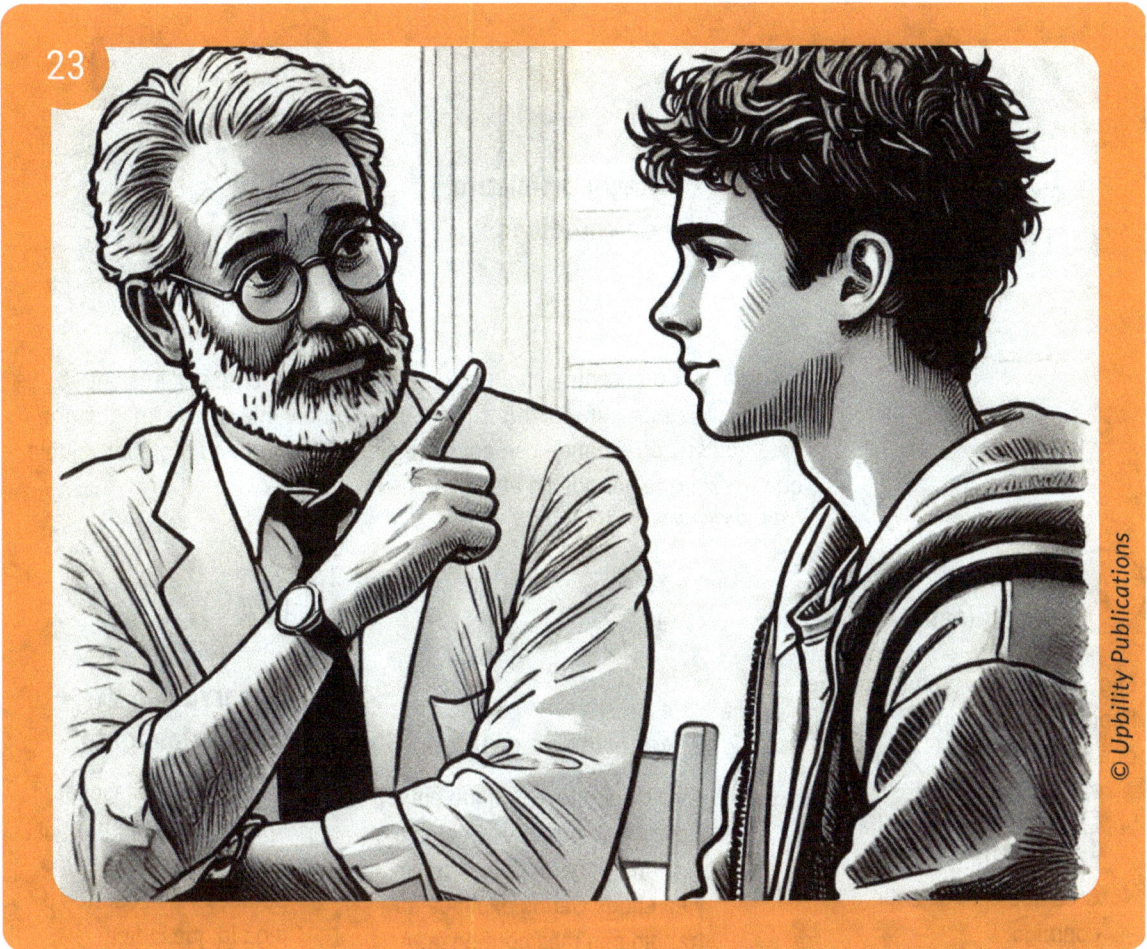

## Contacto visual

Carlos tenía que hablar con su profesor sobre un trabajo de clase. Durante la conversación, el profesor le miró a los ojos y asintió con la cabeza. Carlos se dio cuenta de que el profesor le escuchaba atentamente y estaba de acuerdo con él, lo que le hizo sentirse más cómodo y seguro de su trabajo.

**Reconocimiento de emociones**

¿Cómo se sintió Carlos cuando el profesor le miró a los ojos y asintió con la cabeza?

**Comprender las intenciones**

¿Por qué se dio cuenta Carlos de que el profesor le escuchaba atentamente y estaba de acuerdo con él?

**Predicciones sobre el comportamiento**

¿Cómo crees que se sentirá Carlos cuando tenga que volver a hablar con su profesor en el futuro?

**Empatía**

¿Cómo te sentirías si estuvieras en el lugar de Carlos y tu profesor demostrara que te escucha atentamente y que estuviera de acuerdo contigo?

# 23
## contacto visual

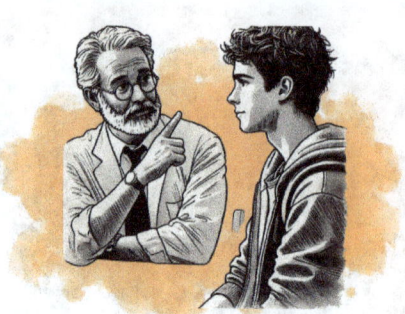

### 1 · Reconocimiento de emociones

Entrega al adolescente imágenes de caras con diferentes expresiones* (alegría, tristeza, enfado, frustración, etc.). Pídele que elija la imagen que crea que se corresponde con cómo se sienten Carlos y su profesor. Pídele que te explique por qué ha elegido esas imágenes.
*Anexo, ejercicio 1.*

### 2 · Comprensión de ideas

Elige lo que más probablemente habrá pensado Carlos y explica por qué lo has elegido:

- El profesor me escucha atentamente.
- Creo que está de acuerdo conmigo.
- Esto me hace sentir más cómodo.
- Debo seguir explicando mi trabajo.
- Ahora tengo más confianza en mi trabajo.

### 3 · Escenarios de diálogo

Escribe un breve diálogo entre Carlos y su profesor en el que el profesor muestre su apoyo y en el que Carlos explique su trabajo con más confianza. A continuación, representa el diálogo.

### 4 · Observación del comportamiento

Muestra al adolescente la imagen de la historia 23. Pídele que se fije en los detalles y que escriba o diga lo que indica cualquier comportamiento.

### 5 · Empatía e interacción

Elige la acción más adecuada y explica por qué la has elegido:

- Seguir explicando su trabajo con confianza.
- Interrumpir la conversación por miedo a no ser entendido.
- Pedir opinión sobre su trabajo.
- Ignorar las señales de apoyo y sentirse inseguro.
- Expresar gratitud al profesor por su atención y apoyo.

### 6 · Experiencia personal

Escribe o cuenta una historia breve sobre una experiencia propia en la que te hayas sentido apoyado y comprendido por alguien durante una conversación importante. ¿Cómo te sentiste?

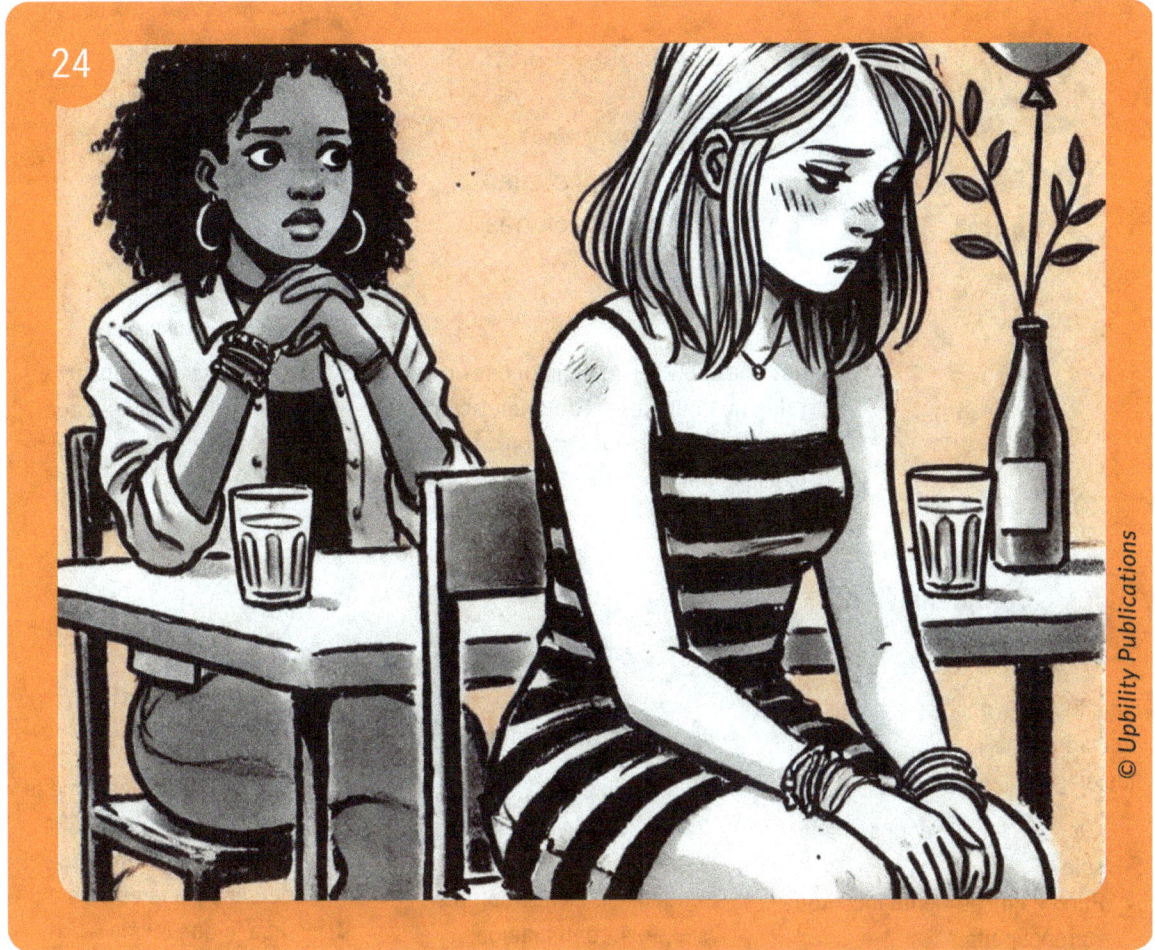

## Señales no verbales

Irene estaba en una fiesta y vio a su amiga Magda sentada sola con las manos entrelazadas. Se podía interpretar que no estaba pasando por un buen momento. Se acercó a ella, le cogió la mano y le preguntó si estaba bien. Magda le dijo que se sentía mal porque no conocía a mucha gente. Irene le presentó a sus amigos y Magda se relajó y empezó a participar en la conversación. De esta forma, Irene se dio cuenta de lo importante que es ser consciente de las señales no verbales de nuestros amigos.

**Reconocimiento de emociones**

¿Cómo se dio cuenta Irene de que Magda estaba incómoda en la fiesta?

**Comprender las intenciones**

¿Por qué Irene decidió acercarse a Magda y preguntarle si está bien?

**Predicciones sobre el comportamiento**

¿Cómo crees que reaccionará Irene si vuelve a ver a un amigo suyo incómodo en algún evento social?

**Empatía**

¿Cómo te sentirías si estuvieras en el lugar de Magda y un amigo se te acercara para ayudarte a hacerte sentir más cómodo?

## 24
### Señales no verbales

 **Reconocimiento de emociones**

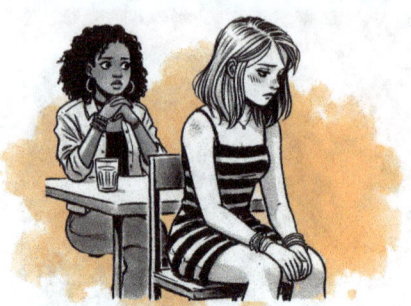

Entrega al adolescente imágenes de caras con diferentes expresiones* (alegría, tristeza, enfado, frustración, etc.). Pídele que elija la imagen que crea que se corresponde con cómo se sienten Irene y Magda. Pídele que te explique por qué ha elegido esas imágenes.
*Anexo, ejercicio 1.*

 **Comprensión de ideas**

Elige lo que probablemente habrá pensado Irene y explica por qué lo has elegido:

- ¿Por qué Magda está sentada sola?
- Parece que se siente incómoda y preocupada.
- Tengo que preguntarle si está bien.
- Quizá se siente incómoda porque no conoce a mucha gente.
- ¿Cómo puedo hacer que se sienta mejor?

 **Escenarios de diálogo**

Escribe un breve diálogo entre Irene y Magda en el que Irene le pregunte si está bien y Magda le explique cómo se siente. A continuación, representa el diálogo.

 **Observación del comportamiento**

Muestra al adolescente la imagen de la historia 24. Pídele que se fije en los detalles y que escriba o diga lo que indica cualquier comportamiento.

 **Empatía e interacción**

Elige la acción más adecuada y explica por qué la has elegido:

- Preguntarle a Magda si está bien.
- Ignorar a Magda y seguir con la fiesta.
- Presentar a Magda a otros amigos.
- Asumir que Magda es tímida y no hacer nada.
- Intentar que se sienta cómoda invitándola a participar en las conversaciones.

 **Experiencia personal**

Escribe o cuenta una historia breve sobre una experiencia propia en la que te hayas sentido incómodo en algún evento social, cómo alguien se acercó a ti y te hizo sentir mejor, y qué aprendiste de la experiencia.

# SECCIÓN IV

# PREDICCIÓN DEL COMPORTAMIENTO

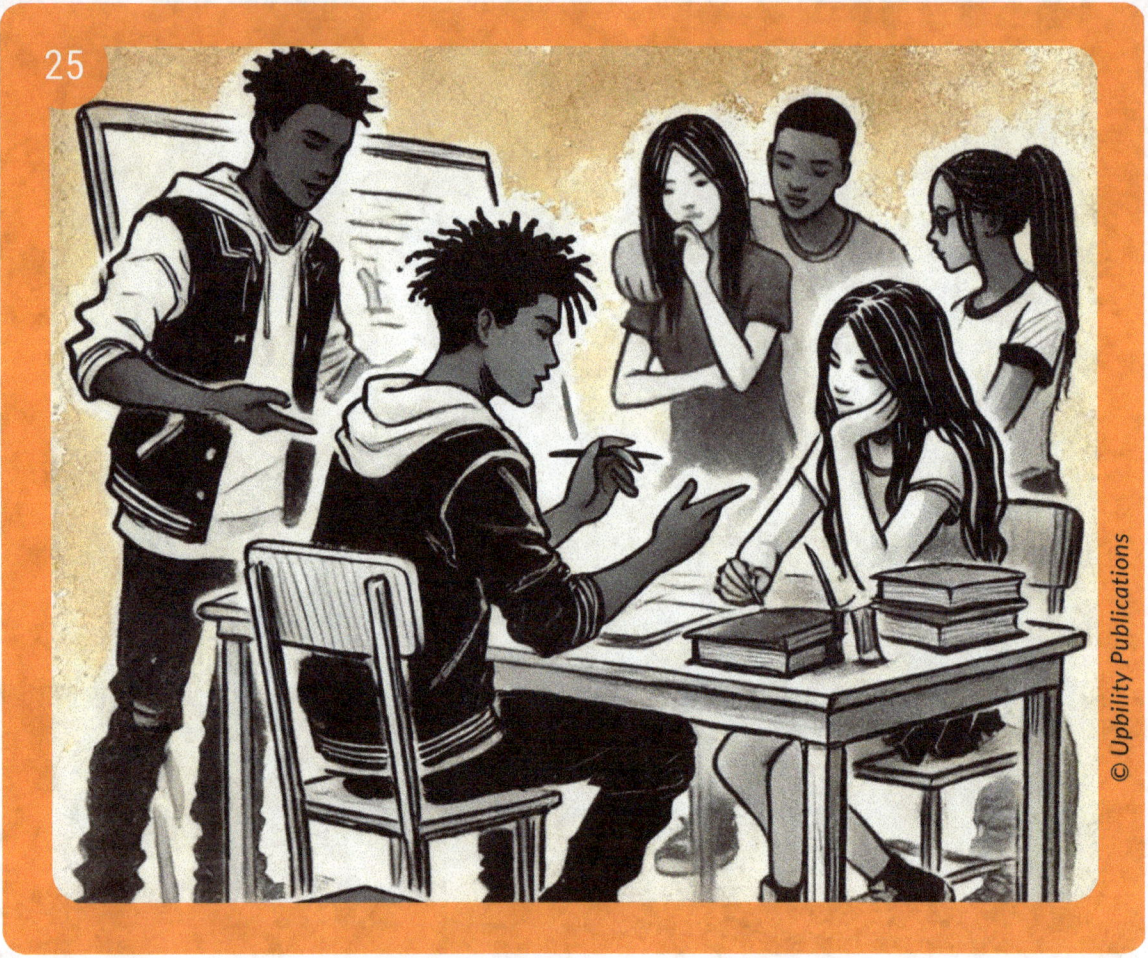

## Trabajo en equipo

Cuando tenía que hacer algún trabajo en equipo, Eduardo siempre asumía la responsabilidad y organizaba las cosas a su manera. Cuando asignaron a su equipo un nuevo proyecto, empezó en seguida a asignar tareas a sus compañeros. Ana, sin embargo, no quería que le dijeran lo que tenía que hacer y se sintió decepcionada. Decidió hablar con Eduardo y le dijo que quería compartir sus ideas y trabajar de otra manera. Eduardo, sorprendido, no había comprendido cómo se sentía Ana hasta ese momento. Así pues, acordaron planificar juntos el proyecto y compartir responsabilidades.

**Reconocimiento de emociones**

¿Cómo se sintió Ana cuando Eduardo asumió la responsabilidad y empezó a encargar tareas a los demás?

**Comprender las intenciones**

¿Por qué Ana decidió hablar con Eduardo sobre cómo se sentía por la forma en que estaba asignando las tareas?

**Predicciones sobre el comportamiento**

¿Cómo crees que trabajarán juntos Eduardo y Ana en el próximo proyecto de grupo después de esta discusión?

**Empatía**

¿Cómo te sentirías si estuvieras en la posición de Ana y quisieras compartir tus ideas en un proyecto de equipo, pero otra persona siempre asumiera la responsabilidad?

# 25
## Trabajo en equipo

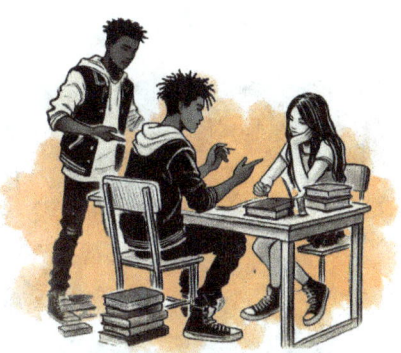

### 1. Reconocimiento de emociones

Entrega al adolescente imágenes de caras con diferentes expresiones* (alegría, tristeza, enfado, frustración, etc.). Pídele que elija la imagen que crea que se corresponde con cómo se sienten Ana y Eduardo. Pídele que te explique por qué ha elegido esas imágenes.
*Anexo, ejercicio 1.

### 2. Comprensión de ideas

Elige lo que más probablemente pensó Ana y explica por qué lo elegiste:

- No quiero que me digan lo que tengo que hacer.
- Quiero participar en la toma de decisiones.
- Eduardo no entiende cómo me siento.
- Tengo que hablar con él de esto.
- Podemos trabajar mejor si lo hacemos de igual a igual.

### 3. Escenarios de diálogo

Escribe un breve diálogo entre Eduardo y Ana en el que Ana explique cómo se siente, mientras Eduardo expresa su sorpresa y acepta compartir la responsabilidad a partes iguales. A continuación, representa el diálogo.

### 4. Observación del comportamiento

Muestra al adolescente la imagen de la historia 25. Pídele que se fije en los detalles y que escriba o diga lo que indica cualquier comportamiento.

### 5. Empatía e interacción

Elige la acción más adecuada y explica por qué la has elegido:

- Hablar abiertamente con Eduardo sobre sus sentimientos.
- Retirarse del grupo sin decir nada.
- Sugerir compartir la responsabilidad a partes iguales.
- Ignorar cómo te sientes y hacer lo que Eduardo diga.
- Pedir a Eduardo que escuche ideas diferentes a las suyas antes de tomar decisiones.

### 6. Experiencia personal

Escribe o cuenta una historia breve sobre una experiencia propia en la que te hayas sentido frustrado e inseguro en un trabajo en equipo. ¿Cómo decidiste afrontar la situación?

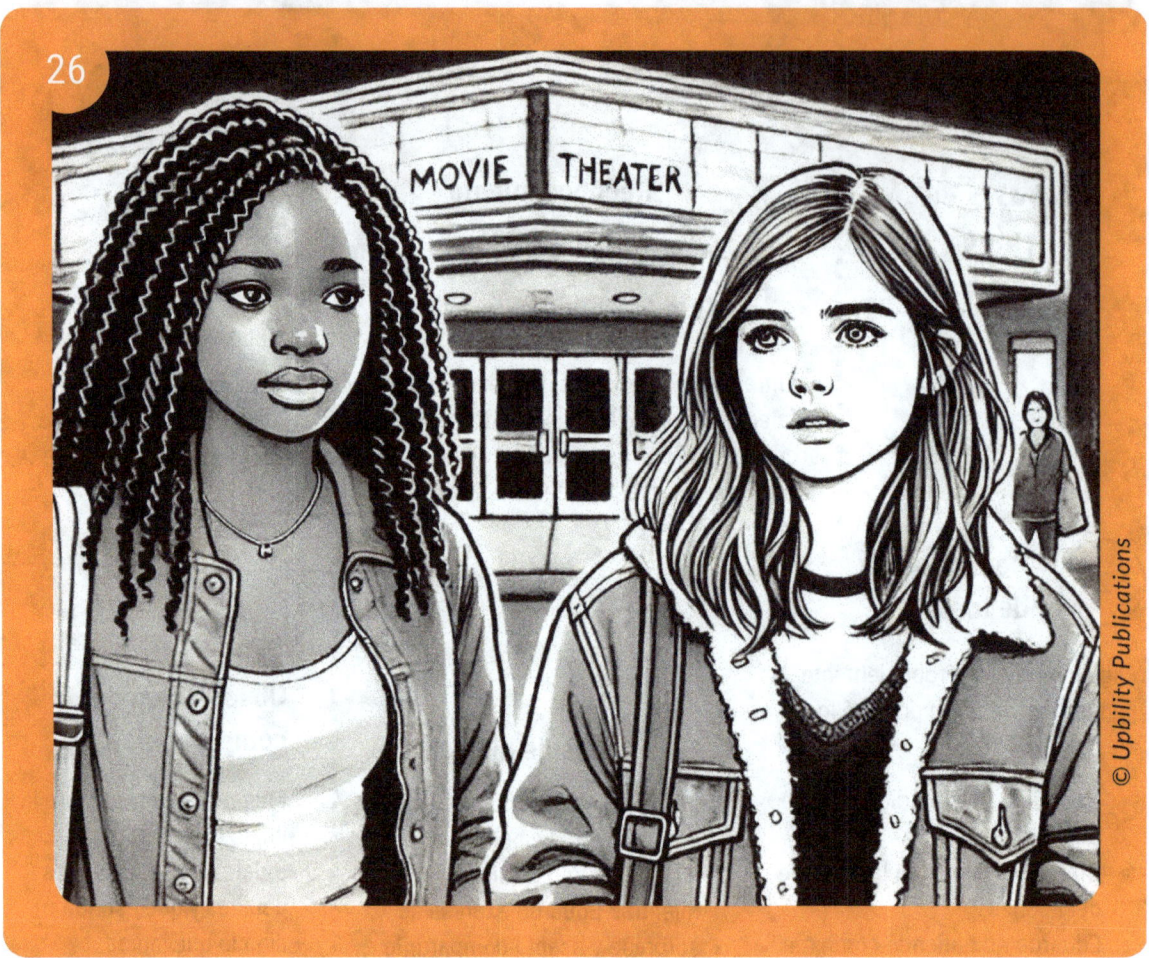

## El retraso

Ana y su amiga Irene fueron a ver una película. Ana sabía que Irene siempre se preocupaba cuando llegaban tarde. Anticipándose a la reacción de Irene, Ana sugirió salir pronto de casa para llegar a tiempo al cine. Así evitaron el estrés y disfrutaron de la película.

**Reconocimiento de emociones**

¿Cómo se sintió Irene cuando Ana le propuso salir temprano para llegar a tiempo al cine?

**Comprender las intenciones**

¿Por qué Ana sugirió salir de casa temprano?

**Predicciones sobre el comportamiento**

¿Cómo crees que reaccionará Irene la próxima vez que quede para ir a algún sitio con Ana?

**Empatía**

¿Cómo te sentirías si estuvieras en el lugar de Irene y tu amiga se asegurara de evitarte el estrés de llegar tarde?

# 26
## El retraso

  **1** **Reconocimiento de emociones**

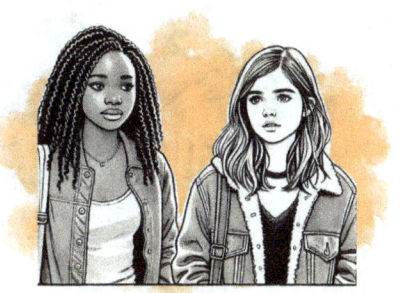

Entrega al adolescente imágenes de caras con diferentes expresiones* (alegría, tristeza, enfado, frustración, etc.). Pídele que elija la imagen que crea que se corresponde con cómo se sienten Irene y Ana. Pídele que te explique por qué ha elegido esas imágenes.
*Anexo, ejercicio 1.*

 **2** **Comprensión de ideas**

Elige lo que más probablemente pensó Ana y explica por qué lo elegiste:

- Irene se preocupará si llegamos tarde.
- Tenemos que salir antes
- para no ponernos nerviosos.
- No quiero arruinar nuestra noche.
- Es importante ser puntual.
- Quiero que Irene disfrute de la película sin preocupaciones.

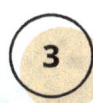 **3** **Escenarios de diálogo**

Escribe un breve diálogo entre Ana e Irene en el que Ana sugiera salir temprano para llegar a tiempo al cine e Irene acepte y exprese su alivio al respecto. A continuación, representa el diálogo.

 **4** **Observación del comportamiento**

Muestra al adolescente la imagen de la historia 26. Pídele que se fije en los detalles y que escriba o diga lo que indica cualquier comportamiento.

 **5** **Empatía e interacción**

Elige la acción más adecuada y explica por qué la has elegido:

- Proponer salir pronto para evitar prisas y nervios.
- Ignorar la preocupación de Irene e ir despacio.
- Asegurarle a Irene que llegarán a tiempo si salen antes.
- Hacer caso omiso de las preocupaciones de Irene y llegar tarde.
- Organizar los horarios de modo que tengan tiempo suficiente para no llegar tarde.

 **6** **Experiencia personal**

Escribe o cuenta una historia breve sobre una experiencia propia en la que hayas pensado en las necesidades de un amigo. ¿Cómo reaccionó tu amigo?

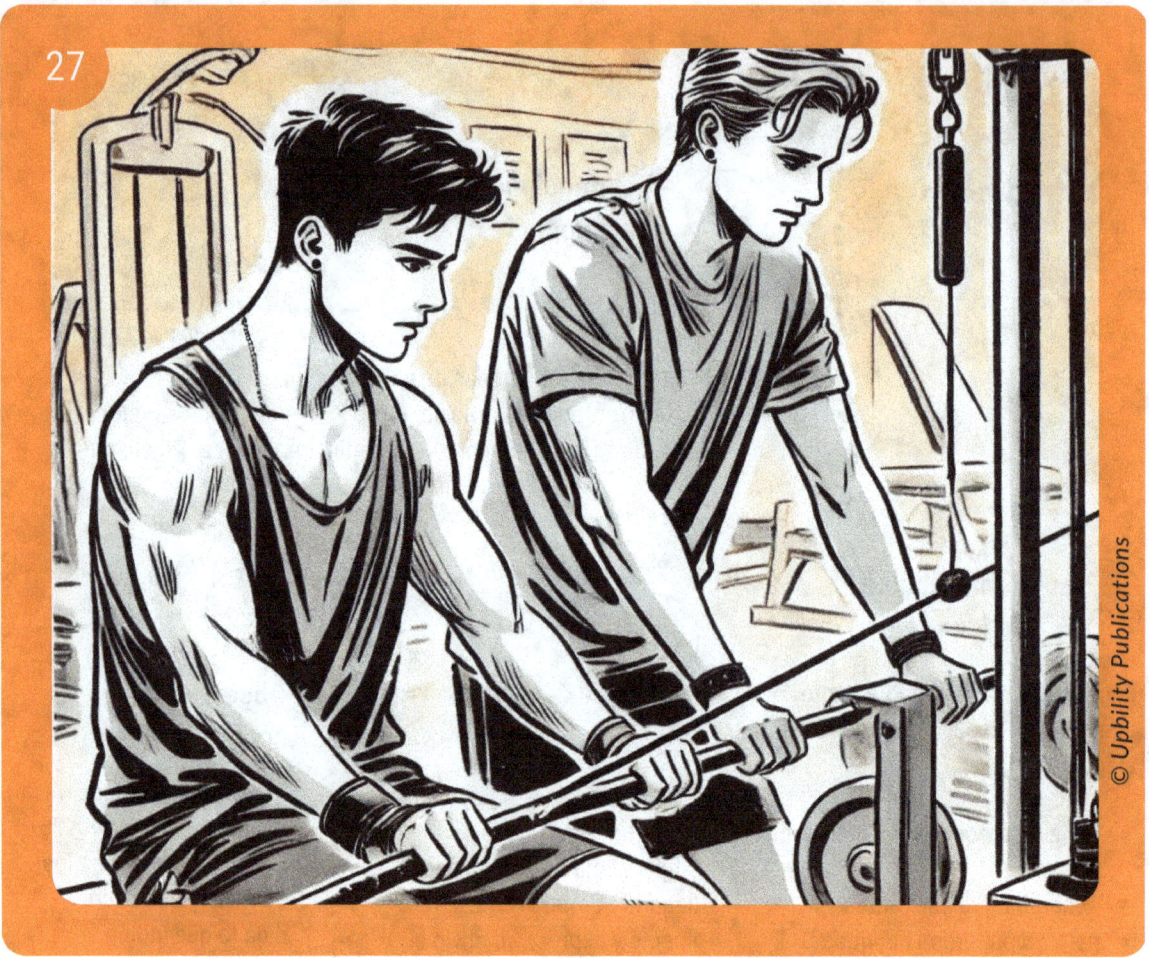

# El gimnasio

Pedro y Mario fueron al gimnasio para probar un nuevo tipo de ejercicio. Pedro sabía que Mario se frustraba cuando algo no le salía bien a la primera. Anticipándose a su reacción, Pedro le animó y le dijo que estaba bien no hacer las cosas bien desde el principio. Después de eso, Mario se sintió mejor y siguió intentándolo.

**Reconocimiento de emociones**

¿Cómo se sintió Mario cuando falló el ejercicio que estaba probando en su primer intento?

**Comprender las intenciones**

¿Por qué animó Pedro a Mario diciéndole que estaba bien fracasar al principio?

**Predicciones sobre el comportamiento**

¿Cómo crees que reaccionará Mario ante futuros retos en el gimnasio tras los ánimos de Pedro?

**Empatía**

¿Cómo te sentirías si estuvieras en el lugar de Mario y un amigo tuyo te animara cuando estás luchando por conseguir algo?

## 27
### El gimnasio

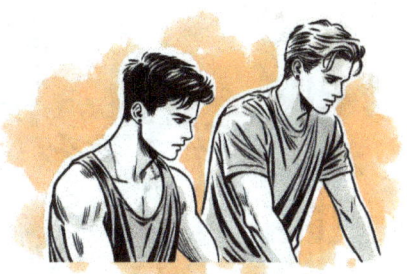

 **Reconocimiento de emociones**

Entrega al adolescente imágenes de caras con diferentes expresiones* (alegría, tristeza, enfado, frustración, etc.). Pídele que elija la imagen que crea que se corresponde con cómo se sienten Pedro y Mario. Pídele que te explique por qué ha elegido la imagen que te está señalando.
*Anexo, ejercicio 1.*

 **Comprensión de ideas**

Elige lo que más probablemente pensó Pedro y explica por qué lo elegiste:

- Mario puede decepcionarse si no lo consigue a la primera.
- Debo animarle a continuar.
- Es importante enseñarle que no pasa nada por fracasar al principio.
- No quiero que pierda la confianza.
- Tengo que darle una respuesta positiva.

 **Escenarios de diálogo**

Escribe un breve diálogo entre Pedro y Mario en el que Pedro anime a su amigo y Mario se sienta mejor y siga intentándolo. A continuación, representa el diálogo.

 **Observación del comportamiento**

Muestra al adolescente la imagen de la historia 27. Pídele que se fije en los detalles y que escriba o diga lo que indica cualquier comportamiento.

 **Empatía e interacción**

Elige la acción más adecuada y explica por qué la has elegido:

- Animar a Mario diciéndole que no pasa nada por fracasar al principio.
- No decir nada y defraudar a Mario.
- Proponer hacer el ejercicio juntos para darse apoyo mutuo.
- Criticar a Mario por su fracaso.
- Hacer comentarios positivos y destacar los pequeños avances.

 **Experiencia personal**

Escribe o cuenta una historia breve sobre una experiencia propia en la que hayas ayudado a un amigo a sentirse mejor. ¿Cómo reaccionó tu amigo?

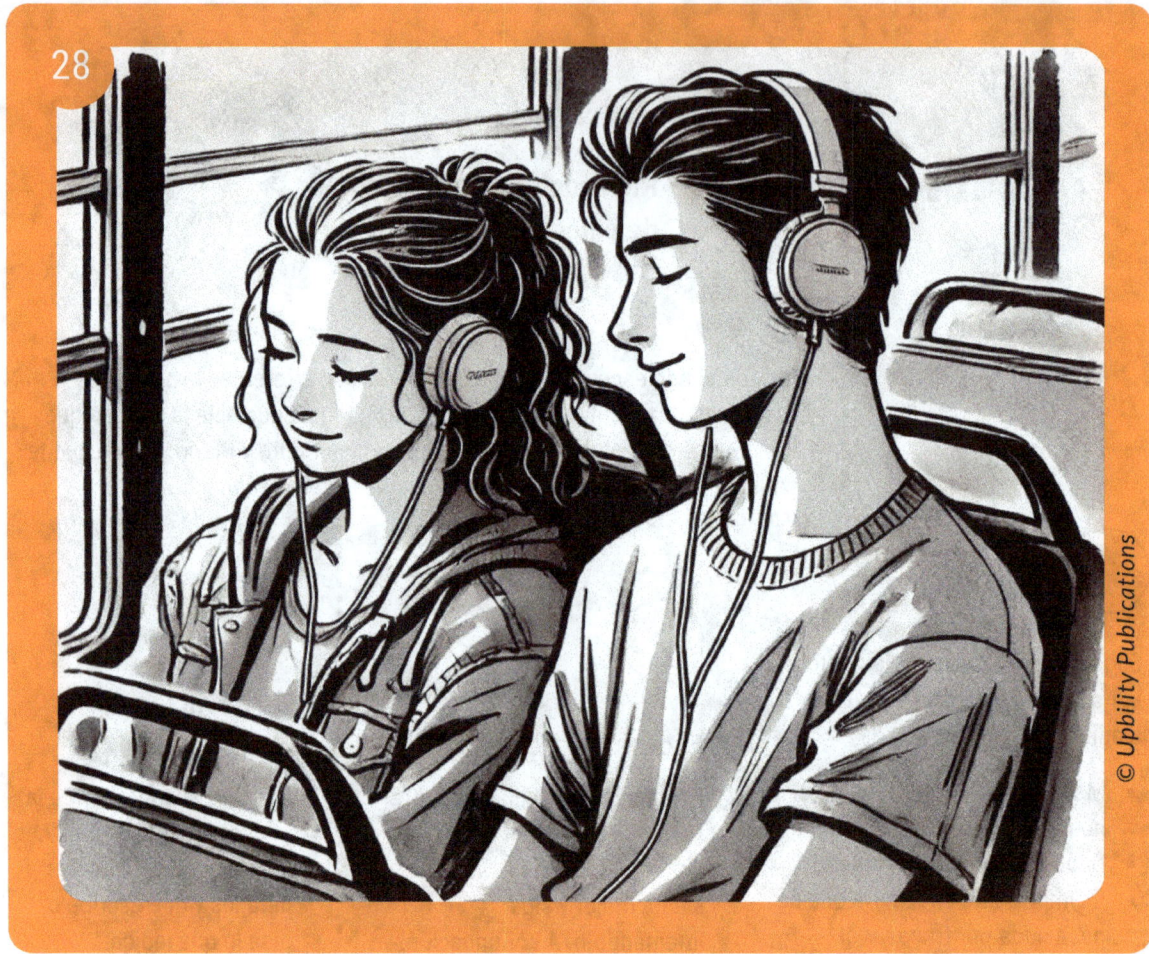

## Música en el autobús

Estrella y Nico solían compartir sus auriculares en el autobús. Estrella sabía que Nico no soportaba la música alta. Anticipándose a su reacción, bajó el volumen antes de entregarle uno de los auriculares. Nico lo apreció y así disfrutaron juntos de la música sin problemas.

**Reconocimiento de emociones**

¿Cómo se sintió Nico cuando Estrella bajó el volumen antes de darle el auricular?

**Comprender las intenciones**

¿Por qué bajó Estrella el volumen de la música antes de darle el auricular a Nico?

**Predicciones sobre el comportamiento**

¿Cómo crees que reaccionará Nico la próxima vez que compartan auriculares con Estrella?

**Empatía**

¿Cómo te sentirías si estuvieras en casa de Nico y alguien se asegurara de bajar el volumen de la música para que pudierais disfrutar juntos sin problemas?

## 28
### Música en el autobús

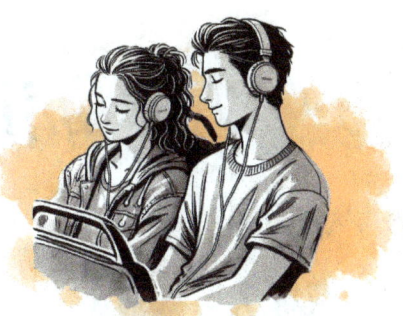

**1** Reconocimiento de emociones

Entrega al adolescente imágenes de caras con diferentes expresiones* (alegría, tristeza, enfado, frustración, etc.). Pídele que elija la imagen que crea que se corresponde con las emociones que experimentaron Estrella y Nico. Pídele que te explique por qué ha elegido esas imágenes.
*Anexo, ejercicio 1.

**2** Comprensión de ideas

Elige lo que probablemente podría haber pensado Estrella y explica por qué lo has elegido:

- Nico no soporta la música alta.
- Tengo que bajar el volumen antes de darle el auricular.
- Quiero que disfrutemos juntos de la música sin discusiones.
- Es importante que se sienta cómodo.
- Nico agradecerá que la música no esté alta.

**3** Escenarios de diálogo

Escribe un breve diálogo entre Estrella y Nico en el que Estrella explique por qué ha bajado el volumen de la música y Nico exprese su agradecimiento por su consideración. A continuación, representa el diálogo.

**4** Observación del comportamiento

Muestra al adolescente la imagen de la historia 28. Pídele que se fije en los detalles y que escriba o diga lo que indica cualquier comportamiento.

**5** Empatía e interacción

Elige la acción más adecuada y explica por qué la has elegido:

- Bajar el volumen de la música antes de pasarle el auricular a Nico.
- Hacer caso omiso de las preferencias de Nico y dejar la música alta.
- Preguntarle a Nico si el volumen de la música le resulta cómodo.
- Darle el auricular a Nico sin controlar el volumen.
- Explicarle a Nico que has bajado el volumen para que se sintiera más cómodo.

**6** Experiencia personal

Escribe o cuenta una historia breve sobre una experiencia propia en la que hayas sentido aprecio por una acción considerada de otra persona que se anticipó a tus necesidades o preferencias. ¿Cómo te sentiste?

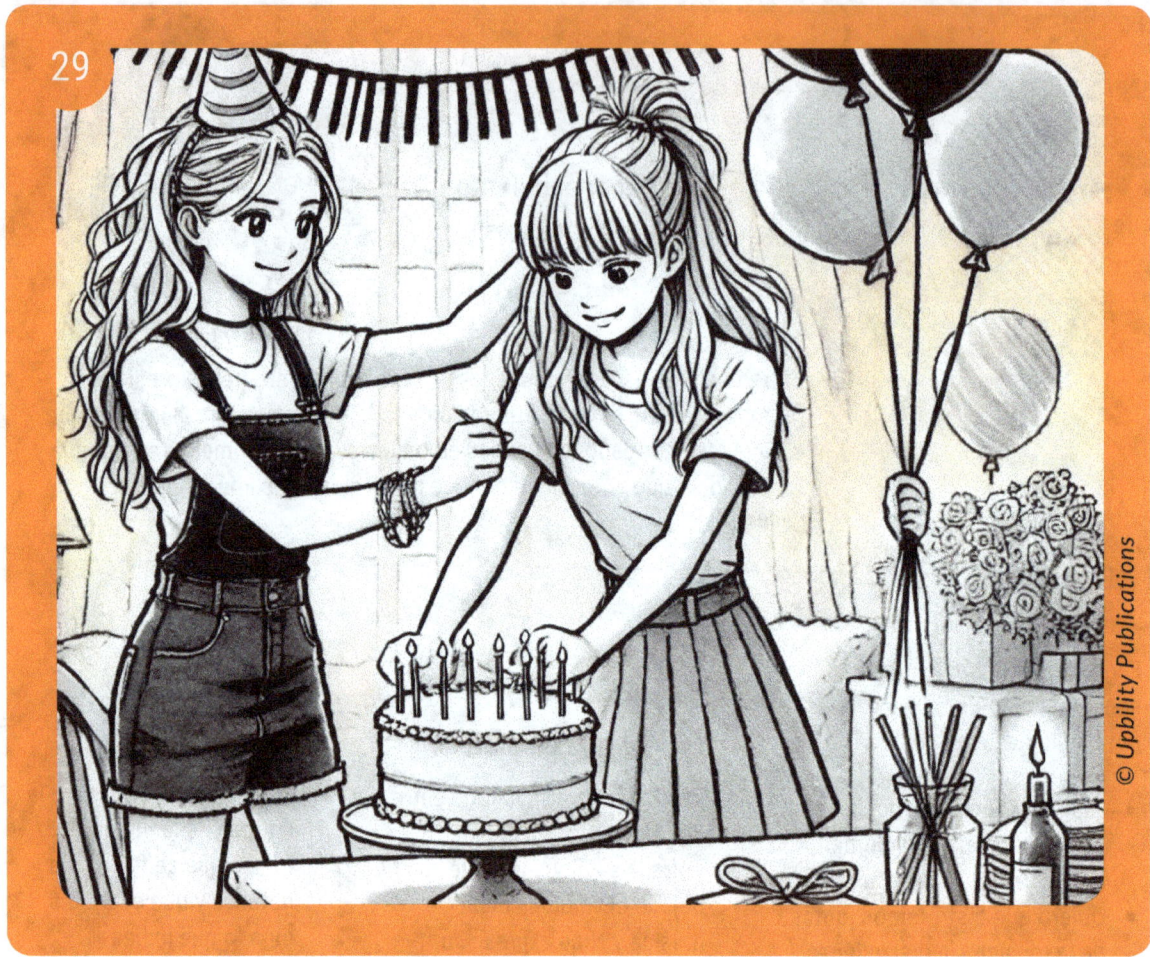

## Preparación de la fiesta

Lisa y María estaban organizando una fiesta de cumpleaños para su amiga. Lisa sabía que María estaba estresada por los preparativos de última hora. Anticipándose a la reacción de María, Lisa empezó a preparar las cosas antes. Así consiguió que María se sintiera más relajada y disfrutaron juntas de la preparación.

**Reconocimiento de emociones**

¿Cómo se sintió María cuando Lisa empezó a preparar las cosas antes?

**Comprender las intenciones**

¿Por qué decidió Lisa empezar a preparar la fiesta antes de tiempo?

**Predicciones sobre el comportamiento**

¿Cómo crees que reaccionará María ante los futuros preparativos de la fiesta con Lisa?

**Empatía**

¿Cómo te sentirías si estuvieras en el lugar de María y alguien se ocupara de que no te estresaras?

## 29 Preparación de la fiesta

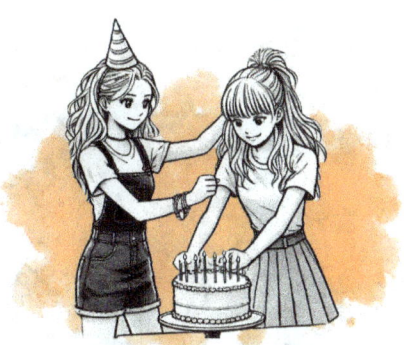

### 1. Reconocimiento de emociones

Entrega al adolescente imágenes de caras con diferentes expresiones* (alegría, tristeza, enfado, frustración, etc.). Pídele que elija la imagen que cree que coincide con cómo se sienten Lisa y María. Pídele que te explique por qué ha elegido esas imágenes.
*Anexo, ejercicio 1.

### 2. Comprensión de ideas

Elige lo que probablemente habrá pensado Lisa y explica por qué lo has elegido:

- María está estresada con los preparativos de última hora.
- Tengo que empezar a preparar las cosas antes.
- Quiero facilitarle la preparación a María.
- Si empiezo pronto, evitaremos el estrés.
- Quiero que disfrutemos de la preparación sin presiones.

### 3. Escenarios de diálogo

Escribe un breve diálogo entre Lisa y María en el que Lisa explique que empezó los preparativos antes para evitar el estrés y en el que María exprese su alivio y agradecimiento por la forma de pensar de Lisa. A continuación, representa el diálogo.

### 4. Observación del comportamiento

Muestra al adolescente la imagen de la historia 29. Pídele que se fije en los detalles y que escriba o diga lo que indica cualquier comportamiento.

### 5. Empatía e interacción

Elige la acción más adecuada y explica por qué la has elegido:

- Empezar los preparativos antes para reducir el estrés de María.
- Hacer caso omiso de la ansiedad de María y empezar la preparación poco a poco.
- Informar a María de que ha empezado pronto los preparativos para ayudarla.
- Dejar todos los preparativos para el último momento.
- Colaborar con María para organizarlo todo con calma.

### 6. Experiencia personal

Escribe o cuenta una historia breve sobre una experiencia propia en la que te hayas sentido aliviado cuando alguien pensó en tus necesidades. ¿Cómo te sentiste y qué aprendiste de la experiencia?

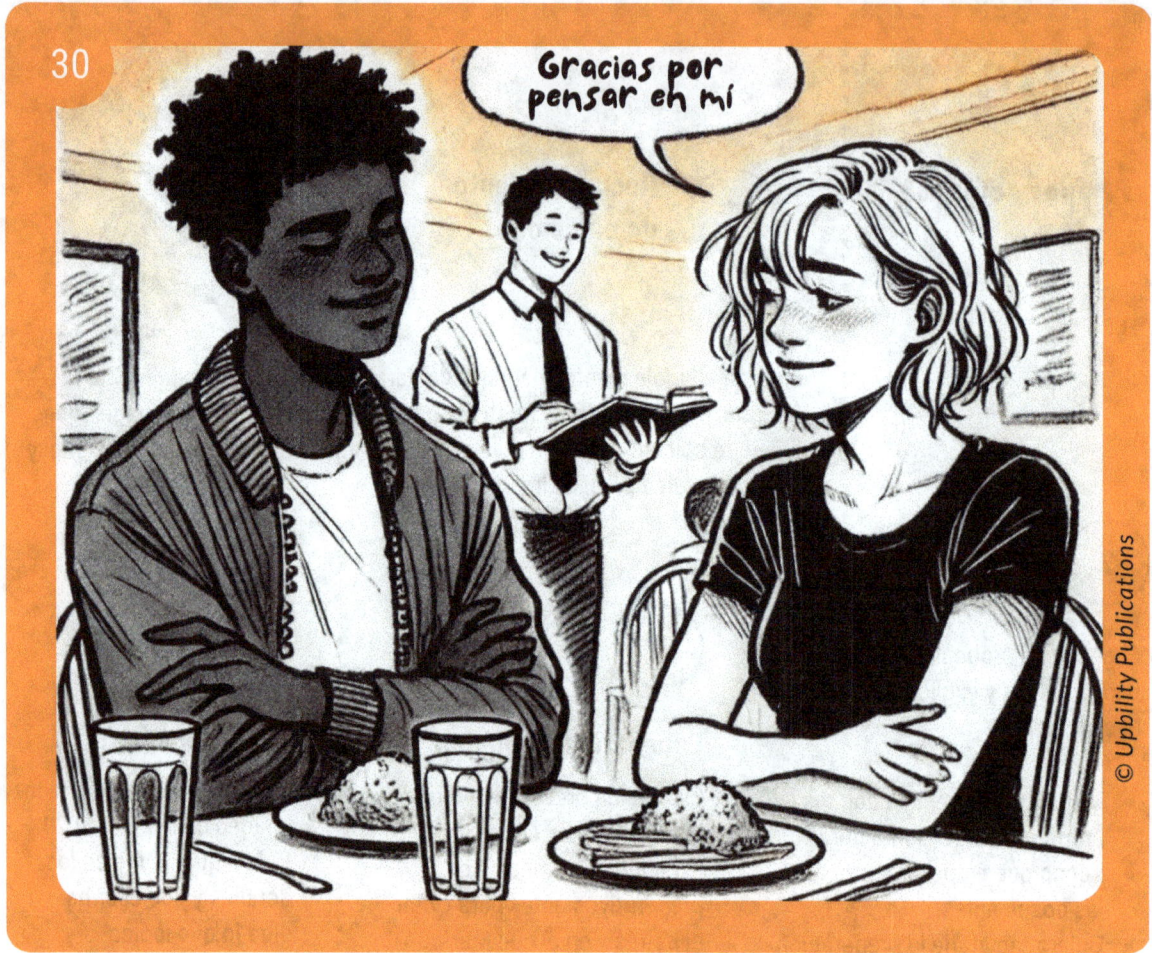

## Comida en el restaurante

Carlos y Elena fueron a un nuevo restaurante. Carlos sabía que a Elena le incomodaba la comida picante. Anticipándose a su reacción, sugirió pedir al camarero opciones no picantes. Elena se sintió aliviada y disfrutó de su comida sin preocupaciones.

**Reconocimiento de emociones**

¿Cómo se sintió Elena cuando Carlos sugirió pedir al camarero opciones no picantes?

**Comprender las intenciones**

¿Por qué Carlos sugirió pedir al camarero opciones no picantes?

**Predicciones sobre el comportamiento**

¿Qué crees que habría hecho Elena si Carlos no hubiera sugerido pedir opciones no picantes?

**Empatía**

¿Cómo demuestra Carlos que comprende y se preocupa por cómo se siente Elena?

## 30
### Comida en el restaurante

 **1 Reconocimiento de emociones**

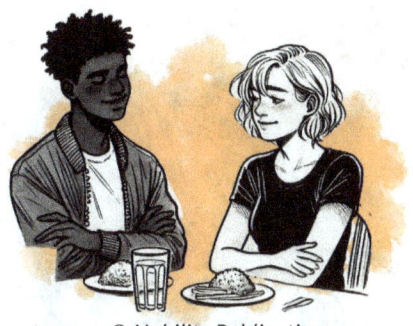

Entrega al adolescente imágenes de caras con diferentes expresiones* (alegría, tristeza, enfado, frustración, etc.). Pídele que elija la imagen que cree que coincide con cómo se sienten Carlos y Elena. Pídele que te explique por qué ha elegido esas imágenes.
*Anexo, ejercicio 1.*

 **2 Comprensión de ideas**

Elige lo que más probablemente habrá pensado Carlos y explica por qué lo has elegido:

- Elena no soporta la comida picante.
- Tenemos que encontrar opciones no picantes para ella.
- Quiero que se sienta cómoda y disfrute de su comida.
- Le pediré al camarero que nos haga sugerencias de opciones no picantes.
- Quiero evitar que tenga ansiedad por la comida.

 **3 Escenarios de diálogo**

Escribe un breve diálogo entre Carlos y Elena en el que Carlos sugiera pedir al camarero comida no picante y en el que Elena exprese su alivio y agradecimiento por la forma de pensar de Carlos. A continuación, reproduce el diálogo con diferentes papeles.

 **4 Observación del comportamiento**

Muestra al adolescente la imagen de la historia 30. Pídele que se fije en los detalles y que escriba o diga lo que indica cualquier comportamiento.

 **5 Empatía e interacción**

Elige la acción más adecuada y explica por qué la has elegido:

- Sugerir pedir al camarero opciones no picantes.
- Pedir comida picante sin tener en cuenta a Elena.
- Asegurarse de que las opciones del menú son apropiadas para Elena.
- Ignorar las preferencias de Elena y elegir su comida.
- Preguntarle a Elena qué prefiere antes de pedir.

 **6 Experiencia personal**

Escribe o cuenta una historia breve sobre una experiencia propia en la que te hayas sentido incómodo en una situación nueva y en la que alguien haya intervenido para que te sintieras más cómodo. ¿Cómo te sentiste y qué aprendiste de la experiencia?

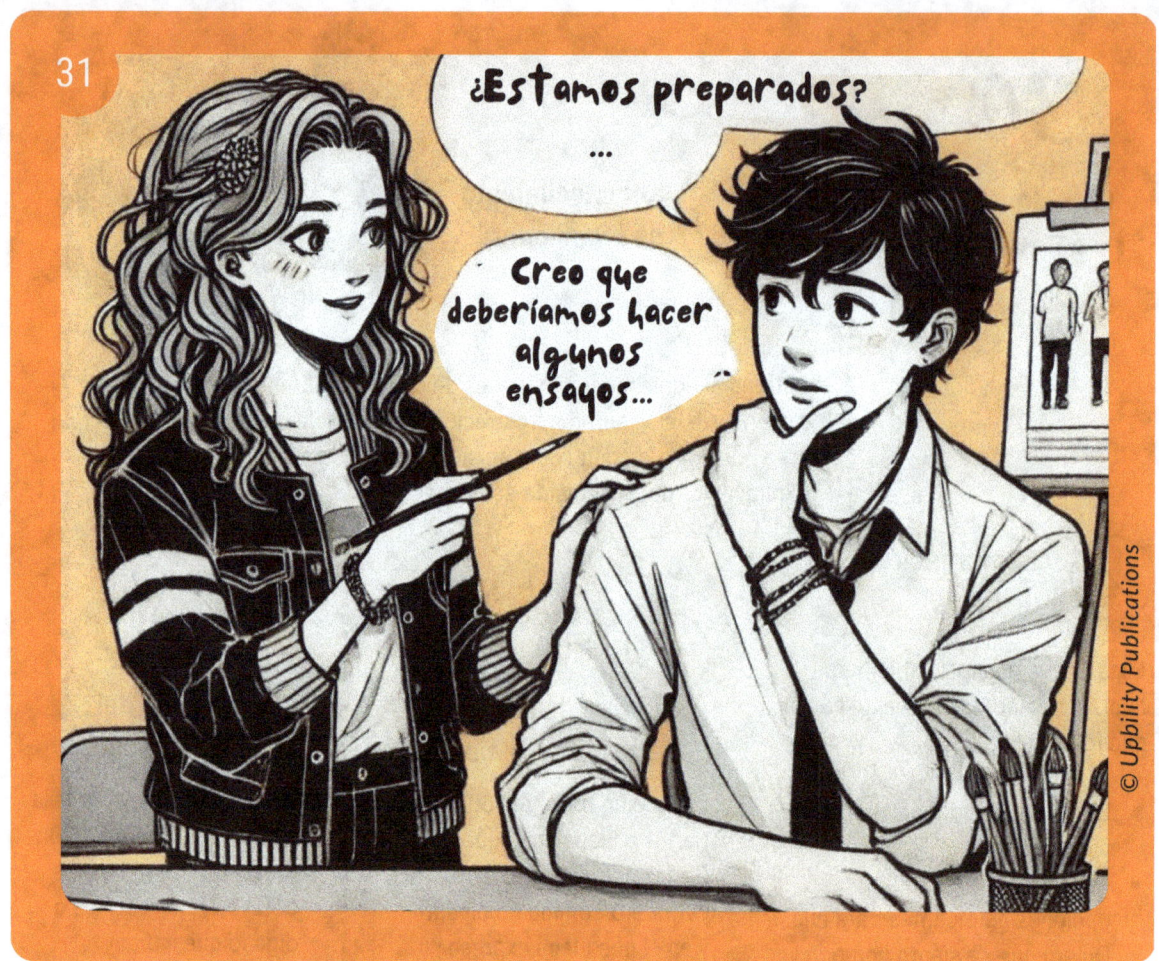

## Presentación en la escuela

Cristina y Jorge trabajaban juntos para hacer una presentación en la escuela. Cristina sabía que Jorge se pone nervioso cuando tiene que hablar delante de un público. Previendo su reacción, le propuso ensayar juntos para que se sintiera más cómodo. De esta manera, Jorge se sintió más seguro y la presentación fue muy bien.

**Reconocimiento de emociones**

¿Cómo se sintió Jorge cuando Cristina le propuso hacer algunos ensayos juntos?

**Comprender las intenciones**

¿Por qué sugirió Cristina ensayar juntos?

**Predicciones sobre el comportamiento**

¿Qué crees que habría hecho Jorge si Cristina no le hubiera sugerido ensayar juntos?

**Empatía**

¿Cómo demostró Cristina que comprende y se preocupa por lo que siente Jorge?

# 31
### Presentación en la escuela

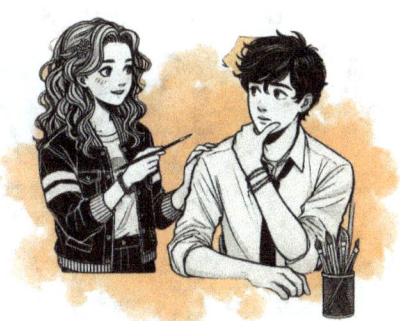

**1**  **Reconocimiento de emociones**

Entrega al adolescente imágenes de caras con diferentes expresiones* (alegría, tristeza, enfado, frustración, etc.). Pídele que elija la imagen que cree que coincide con cómo se sienten Jorge y Cristina. Pídele que te explique por qué ha elegido esas imágenes.
*Anexo, ejercicio 1.*

**2**  **Comprensión de ideas**

Elige lo que más probablemente podría haber pensado Jorge y explica por qué lo has elegido:

- ¿He olvidado lo que tenía que decir?
- Tengo que mantener la calma.
- Por suerte ensayaré la presentación con Cristina.
- Lo haré mejor si practico lo suficiente.
- Espero no equivocarme en la presentación.

**3**  **Escenarios de diálogo**

Escribe un breve diálogo entre Jorge y Cristina en el que Jorge le exprese su gratitud por su ayuda en los ensayos y Cristina le anime a su compañero para la próxima presentación. A continuación, representa el diálogo.

**4**  **Observación del comportamiento**

Muestra al adolescente la imagen de la historia 31. Pídele que se fije en los detalles y que escriba o diga lo que indica cualquier comportamiento.

**5**  **Empatía e interacción**

Elige la acción más adecuada y explica por qué la has elegido:

- Escuchar atentamente los consejos de Cristina.
- Ignorar los ensayos y confiar sólo en la suerte.
- Practicar regularmente delante del espejo.
- Evitar los debates sobre la presentación.
- Anotar los puntos que causan estrés y trabajar en ellos.

**6**  **Experiencia personal**

Escribe o cuenta una historia corta sobre una experiencia propia en la que te hayas sentido ayudado por un amigo cuando estabas nervioso por algo, y explica cómo esto afectó a tu rendimiento.

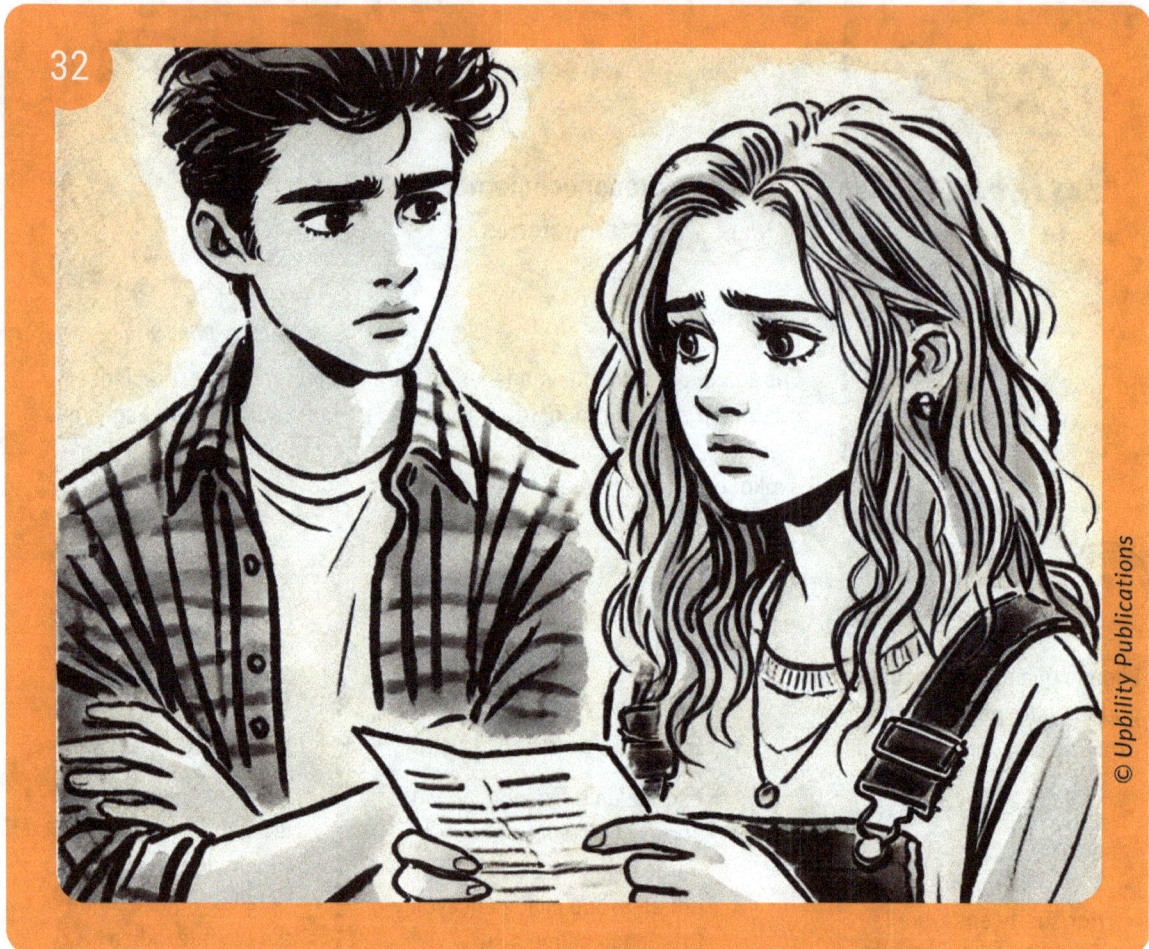

## Anuncio del resultado

Daniel y Ana esperaban los resultados de un concurso. Daniel sabía que Ana se ponía muy triste cuando no ganaba. Anticipándose a su reacción, le dijo que, fuera cual fuera el resultado, lo importante era que lo habían intentado y habían aprendido mucho. Cuando llegaron los resultados y no ganaron, Ana se sintió mejor gracias al apoyo de Daniel.

**Reconocimiento de emociones**

¿Cómo se sintió Ana cuando Daniel le dijo que era importante que se esforzaran y aprendieran mucho?

**Comprender las intenciones**

¿Por qué le dijo Daniel a Ana que era importante que lo intentaran y aprendieran mucho, independientemente del resultado?

**Predicciones sobre el comportamiento**

¿Cómo crees que habría reaccionado Ana si Daniel no hubiera dicho nada antes de que se anunciaran los resultados?

**Empatía**

¿Cómo demostró Daniel que comprende y se preocupa por cómo se siente Ana?

## 32 Anuncio del resultado

### 1 Reconocimiento de emociones

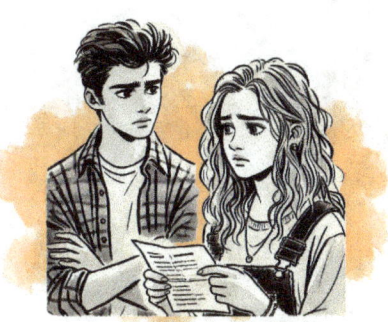

Entrega al adolescente imágenes de caras con diferentes expresiones* (alegría, tristeza, enfado, frustración, etc.). Pídele que elija la imagen que cree que coincide con cómo se sienten Ana y Daniel. Pídele que te explique por qué ha elegido esas imágenes.
*Anexo, ejercicio 1.

### 2 Comprensión de ideas

Elige lo que más probablemente pensó Ana y explica por qué lo elegiste:

- ¿No he sido lo suficientemente buena?
- ¿Merece la pena el esfuerzo si no gano?
- Al menos Daniel está aquí para ayudarme.
- Aprendí mucho gracias a esta experiencia.
- Me esforzaré más la próxima vez.

### 3 Escenarios de diálogo

Escribe un breve diálogo entre Daniel y Ana en el que Ana exprese su frustración y él la apoye. A continuación, representa el diálogo.

### 4 Observación del comportamiento

Muestra al adolescente la imagen de la historia 32. Pídele que se fije en los detalles y que escriba o diga lo que indica cualquier comportamiento.

### 5 Empatía e interacción

Elige la acción más adecuada y explica por qué la has elegido:

- Agradecer a Daniel su apoyo.
- Aislarse y no hablar con nadie.
- Reconocer los aspectos positivos de participar en el concurso.
- Culparse a sí misma del resultado.
- Fijarse nuevos objetivos para la próxima vez.

### 6 Experiencia personal

Escribe o cuenta una historia breve sobre una experiencia propia en la que te hayas sentido agradecido por el apoyo de un amigo en un momento difícil y cómo esto afectó a tu estado de ánimo y a tu rendimiento en el futuro.

# SECCIÓN V

# EMPATÍA Y APOYO

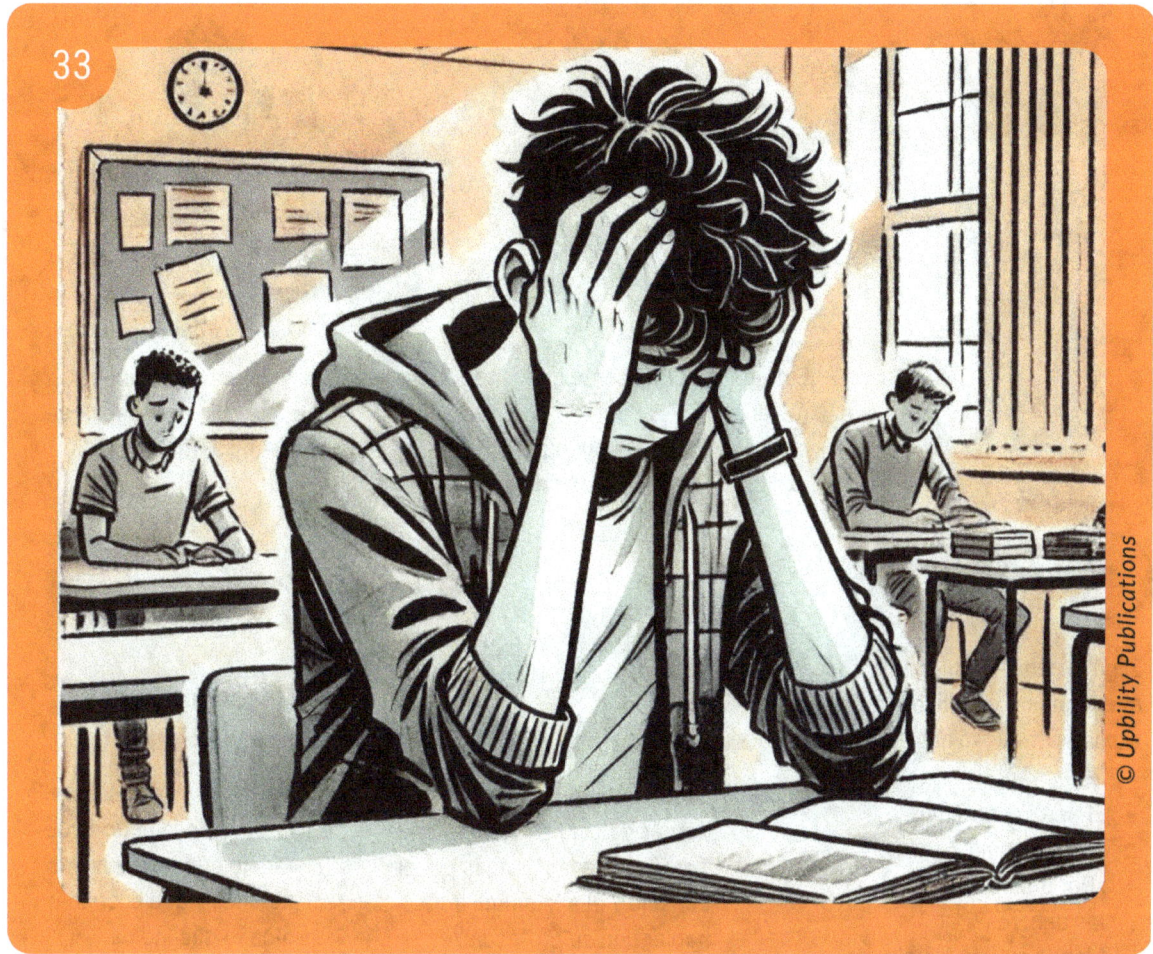

## Un trabajo perdido

Tomás se olvidó de sus deberes y se sintió fatal, temiendo la decepción de su profesor, el Sr. Li. Durante el descanso, su amiga Lucía lo vio alterado y le preguntó qué había pasado. Tomás le explicó lo que ocurría y Lucía le tranquilizó diciéndole: Yo también me he olvidado de mis deberes alguna vez. Tal vez puedas hablar con el Sr. Li y pedirle traerlos al día siguiente. Tomás sintió alivio al saber que no estaba solo. Así pues, habló con el Sr. Li, quien accedió a que los trajera al día siguiente.

**Reconocimiento de emociones**

¿Cómo se sintió Tomás cuando Lucía le dijo que a ella también se le habían olvidado los deberes alguna vez en el pasado?

**Comprender las intenciones**

¿Por qué sugirió Lucía que Tomás hablara con su profesor?

**Predicciones sobre el comportamiento**

¿Cómo crees que habría reaccionado Tomás si Lucía no le hubiera dado su consejo?

**Empatía**

¿Cómo demostró Lucía que comprendía y se preocupaba por cómo se sentía Tomás?

## 33 un trabajo perdido

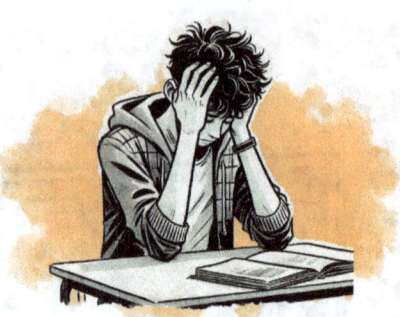

**1** Reconocimiento de emociones

Entrega al adolescente imágenes de caras con diferentes expresiones* (alegría, tristeza, enfado, frustración, etc.). Pídele que elija la imagen que cree que coincide con los sentimientos de Tomás y Lucía. Pídele que te explique por qué ha elegido esas imágenes.
*Anexo, ejercicio 1.*

**2** Comprensión de ideas

Elige el pensamiento más probable que Tomás podría haber tenido y explica por qué lo has elegido:

- El Sr. Li estará muy decepcionado.
- ¿Por qué no me acordé de traer los deberes?
- Menos mal que Lucía me entiende.
- Espero que me deje traerlos mañana.
- No quiero decepcionar a mi profesor.

**3** Escenarios de diálogo

Escribe un breve diálogo entre Tomás y Lucía en el que Tomás le dé las gracias por el consejo y ella le anime a hablar con su profesor. A continuación, representa el diálogo.

**4** Observación del comportamiento

Muestra al adolescente la imagen de la historia 33. Pídele que se fije en los detalles y que escriba o diga lo que indica cualquier comportamiento.

**5** Empatía e interacción

Elige la acción más adecuada y explica por qué la has elegido:

- Hablar con franqueza con el Sr. Li sobre el problema.
- Ocultar que se le olvidaron los deberes e intentar evitar al profesor.
- Pedir que traer el trabajo al día siguiente.
- Culpar a sus padres por olvidar los deberes.
- Disculparse e intentar ser más organizado en el futuro.

**6** Experiencia personal

Escribe o cuenta una historia breve sobre una experiencia propia en la que te hayas sentido apoyado por un amigo en un momento difícil en el que te equivocaste sobre algo importante y cómo te ayudó a aprender a ser mejor.

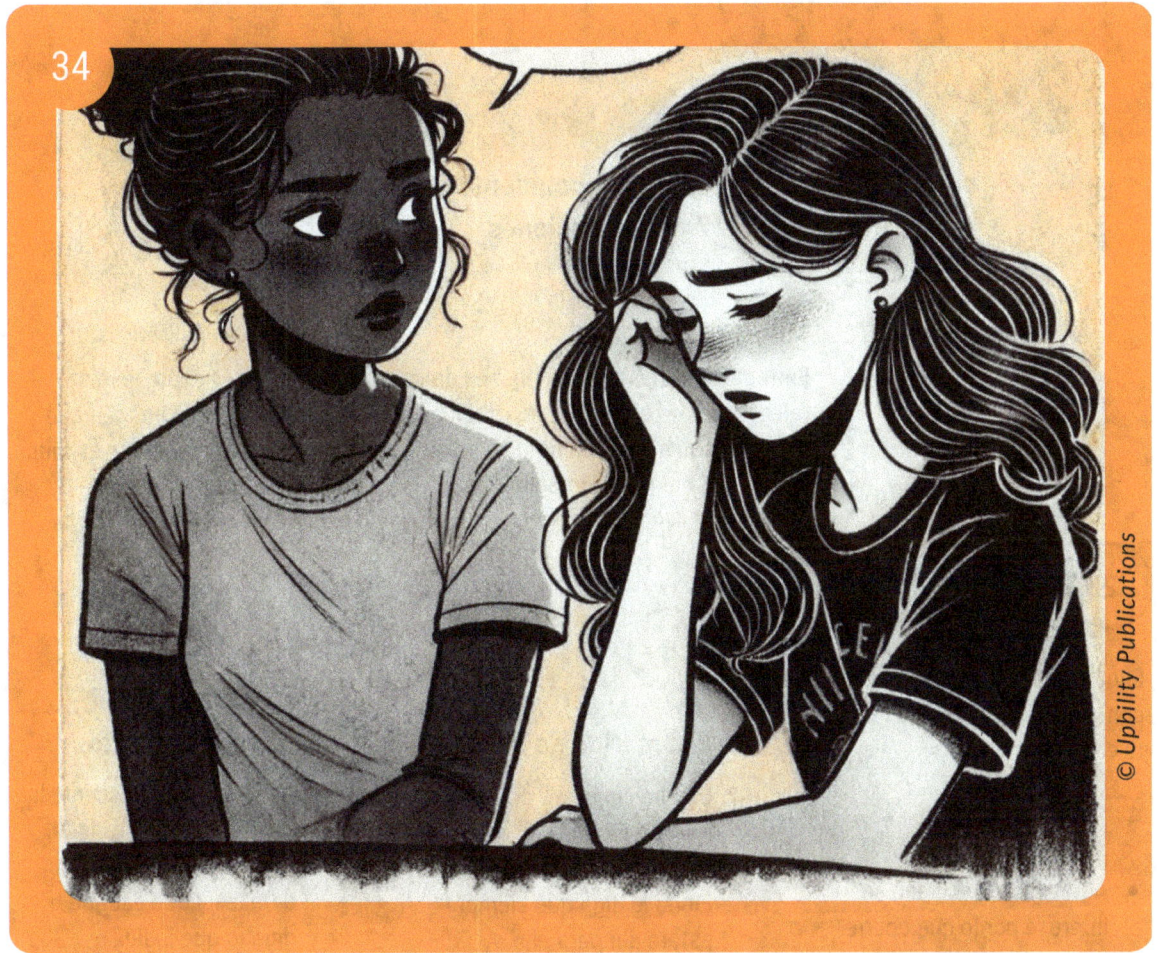

## La confesión

Elena se dio cuenta de que su amiga María estaba callada y triste. Le preguntó si quería hablar. María confesó que tenía un problema en casa. Elena la escuchó atentamente, le dio un abrazo y le dijo que siempre estaba ahí para apoyarla. María se sintió mejor sabiendo que tenía una amiga que la comprendía.

**Reconocimiento de emociones**

¿Cómo se sintió María después de que Elena la escuchara atentamente y le dijera que siempre estaba ahí para apoyarla?

**Comprender las intenciones**

¿Por qué le preguntó Elena a María si quería hablar cuando se dio cuenta de que estaba callada y triste?

**Predicciones sobre el comportamiento**

¿Cómo crees que habría reaccionado María si Elena no le hubiera preguntado si quería hablar?

**Empatía**

¿Cómo demostró Elena que comprende y se preocupa por cómo se siente María?

# 34
## La confesión

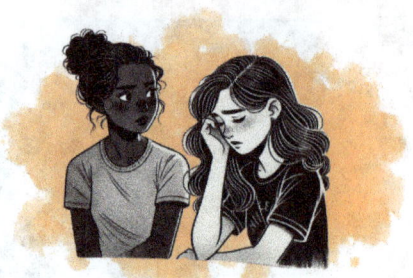
© Upbility Publications

**1 Reconocimiento de emociones**

Entrega al adolescente imágenes de caras con diferentes expresiones* (alegría, tristeza, enfado, frustración, etc.). Pídele que elija la imagen que cree que coincide con cómo se sienten Maria y Elena. Pídele que te explique por qué ha elegido la imagen que te está señalando.
*Anexo, ejercicio 1.*

**2 Comprensión de ideas**

Elige lo que más probablemente pensó María y explica la razón de tu elección:

- No sé cómo abordar este problema en casa.
- Agradezco que Elena se interese por lo que ocurre.
- Necesito a alguien con quien hablar y que me entienda.
- Espero no convertirme en una carga para Elena.
- Me siento mejor después de hablar con Elena.

**3 Escenarios de diálogo**

Escribe un breve diálogo entre María y Elena en el que María agradezca a Elena su apoyo y Elena le diga que siempre estará ahí para ella. A continuación, representa el diálogo.

**4 Observación del comportamiento**

Muestra al adolescente la imagen de la historia 34. Pídele que se fije en los detalles y que escriba o diga lo que indica cualquier comportamiento.

**5 Empatía e interacción**

Elige la acción más adecuada y explica por qué la has elegido:

- Escuchar atentamente los problemas de María sin interrumpirla.
- Cambiar de tema cuando María empiece a hablar de sus problemas.
- Ofrecer apoyo y ánimo con un abrazo.
- Restar importancia a los problemas de María y decir que no son importantes.
- Declarar que siempre estarás ahí para ayudar y apoyar a María.

**6 Experiencia personal**

Escribe o cuenta una historia breve sobre una experiencia propia en la que hayas sentido la necesidad de hablar con un amigo sobre un problema personal y cómo esa conversación te ayudó a sentirte mejor y a encontrar una solución.

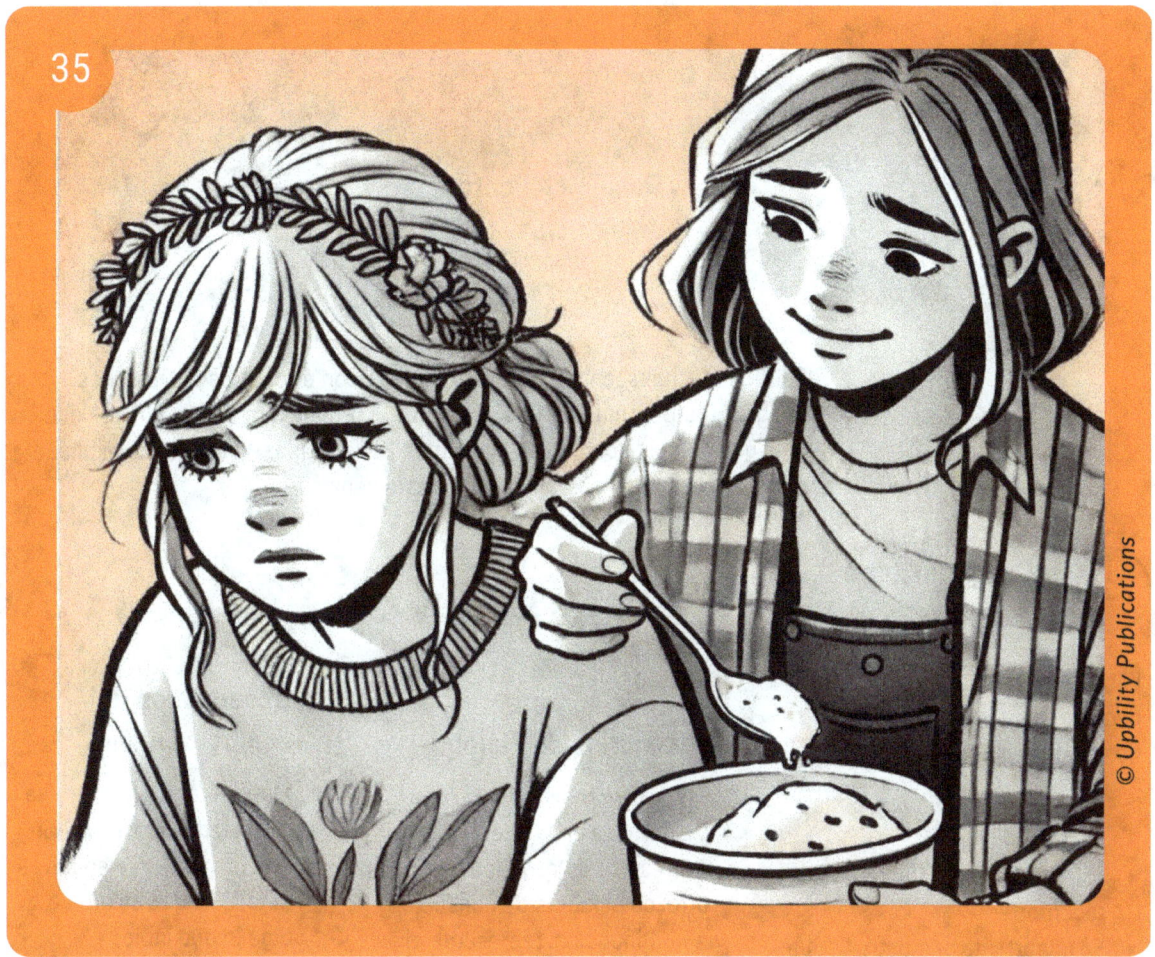

## Apoyo ante una pérdida

Delia perdió a su querida mascota y estaba muy triste. Su amiga Lisa fue a su casa con una tarrina de helado y le dijo que estaba allí para apoyarla. Se sentaron juntas, hablaron y Delia se sintió reconfortada al saber que no estaba sola.

**Reconocimiento de emociones**

¿Cómo se sintió Delia cuando Lisa fue a su casa con una tarrina de helado y le dijo que estaba allí para apoyarla?

**Comprender las intenciones**

¿Por qué Lisa fue a casa de Delia con una tarrina de helado?

**Predicciones sobre el comportamiento**

¿Cómo crees que se habría sentido Delia si Lisa no hubiera ido a casa a apoyarla?

**Empatía**

¿Cómo demostró Lisa que comprendía y se preocupaba por cómo se sentía Delia?

# 35
## Apoyo ante una pérdida

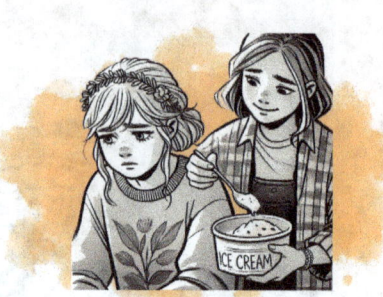
© Upbility Publications

### 1. Reconocimiento de emociones

Entrega al adolescente imágenes de caras con diferentes expresiones* (alegría, tristeza, enfado, frustración, etc.). Pídele que elija la imagen que cree que coincide con cómo se sienten Delia y Lisa. Pídele que te explique por qué ha elegido la imagen que te está señalando.
*Anexo, ejercicio 1.

### 2. Comprensión de ideas

Elige lo que probablemente habrá pensado Lisa y explica por qué lo has elegido:

- ¿Cómo puedo ayudar a Delia a sentirse mejor?
- Espero que el helado le reconforte.
- Es importante demostrarle que no está sola.
- Ojalá pudiera hacer más para aliviar su dolor.
- Tengo que estar aquí para escucharla y ofrecerle apoyo.

### 3. Escenarios de diálogo

Escribe un breve diálogo entre Delia y Lisa en el que Delia exprese su dolor y Lisa le ofrezca palabras de consuelo. A continuación, representa el diálogo.

### 4. Observación del comportamiento

Muestra al adolescente la imagen de la historia 35. Pídele que se fije en los detalles y que escriba o diga lo que indica cualquier comportamiento.

### 5. Empatía e interacción

Elige la acción más adecuada y explica por qué la has elegido:

- Traer helado para consolar a Delia.
- Decirle a Delia que necesita superar la pérdida rápidamente.
- Escuchar con atención y comprensión a Delia.
- Cambiar el tema de conversación para evitar hablar de la pérdida.
- Decirle que siempre estarás ahí para apoyarla.

### 6. Experiencia personal

Escribe o cuenta una historia breve sobre una experiencia propia en la que hayas sentido el apoyo de un amigo en un momento difícil, como la pérdida de un ser querido o de una mascota, y cómo ese apoyo te ayudó a afrontar la situación.

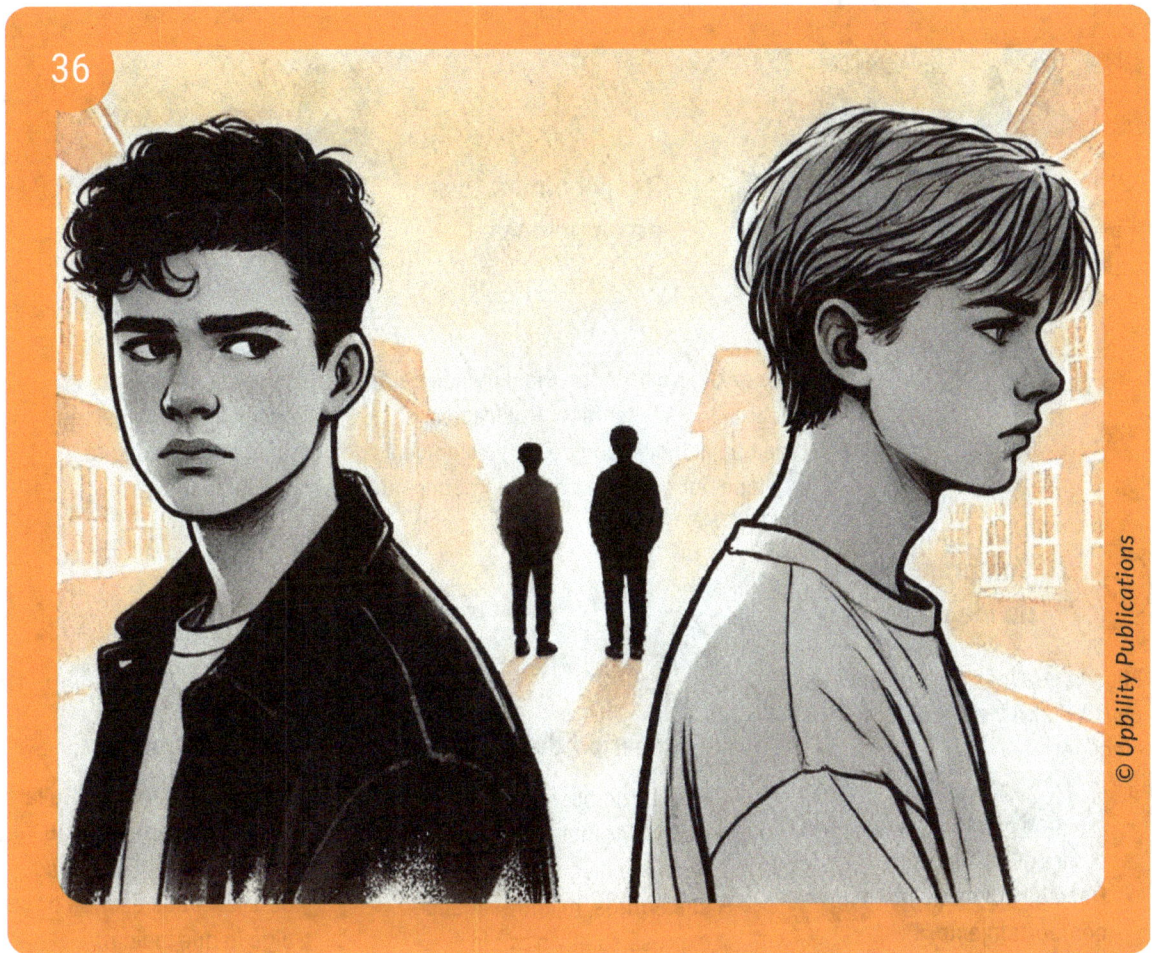

## La reconciliación

Pedro y Manuel tuvieron una gran pelea y no se hablaban. Pedro se dio cuenta de que Manuel tenía razón en algunos de sus argumentos y le envió un mensaje disculpándose y explicándole que comprendía cómo se sentía. Manuel apreció la actitud de Pedro e hicieron las paces.

**Reconocimiento de emociones**

¿Cómo se sintió Manuel cuando recibió el mensaje de disculpa de Pedro?

**Comprender las intenciones**

¿Por qué Pedro envió un mensaje disculpándose y explicando que entendía cómo se sentía Manuel?

**Predicciones sobre el comportamiento**

¿Cómo crees que habría evolucionado la relación entre Pedro y Manuel si Pedro no se hubiera disculpado?

**Empatía**

¿Cómo demostró Pedro que comprende y se preocupa por los sentimientos de Manuel?

## 36 La reconciliación

### 1. Reconocimiento de emociones

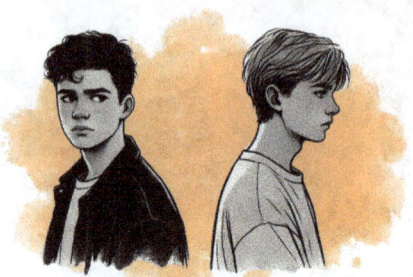

Entrega al adolescente imágenes de caras con diferentes expresiones* (alegría, tristeza, enfado, frustración, etc.). Pídele que elija la imagen que cree que coincide con cómo se sienten Pedro y Manuel. Pídele que te explique por qué ha elegido la imagen que te está señalando.
*Anexo, ejercicio 1.*

### 2. Comprensión de ideas

Elige lo que más probablemente pensó Pedro y explica por qué lo elegiste:

- ¿Cometí un error y una injusticia contra él?
- Debo disculparme por mi comportamiento.
- Espero que Manuel acepte mis disculpas.
- No quiero perder nuestra amistad por esta pelea.
- Ahora entiendo por qué Manuel estaba tan enfadado.

### 3. Escenarios de diálogo

Escribe un breve diálogo entre Pedro y Manuel en el que Pedro se disculpe y reconozca sus errores, mientras Manuel expresa su alivio por la disculpa y su deseo de continuar su amistad. A continuación, representa el diálogo.

### 4. Observación del comportamiento

Muestra al adolescente la imagen de la historia 36. Pídele que se fije en los detalles y que escriba o diga lo que indica cualquier comportamiento.

### 5. Empatía e interacción

Elige la acción más adecuada y explica por qué la has elegido:

- Enviar un sincero mensaje de disculpa a Manuel.
- Esperar a que Manuel haga el primer movimiento.
- Reconocer sus errores y expresar comprensión por los sentimientos de Manuel.
- Insistir en que tenía razón y no disculparse.
- Sugerirles que se reúnan para hablar y reconciliarse.

### 6. Experiencia personal

Escribe o cuenta una historia corta sobre una experiencia propia en la que hayas sentido que habías hecho daño a un amigo y cómo te disculpaste, y cómo esa disculpa afectó a vuestra relación.

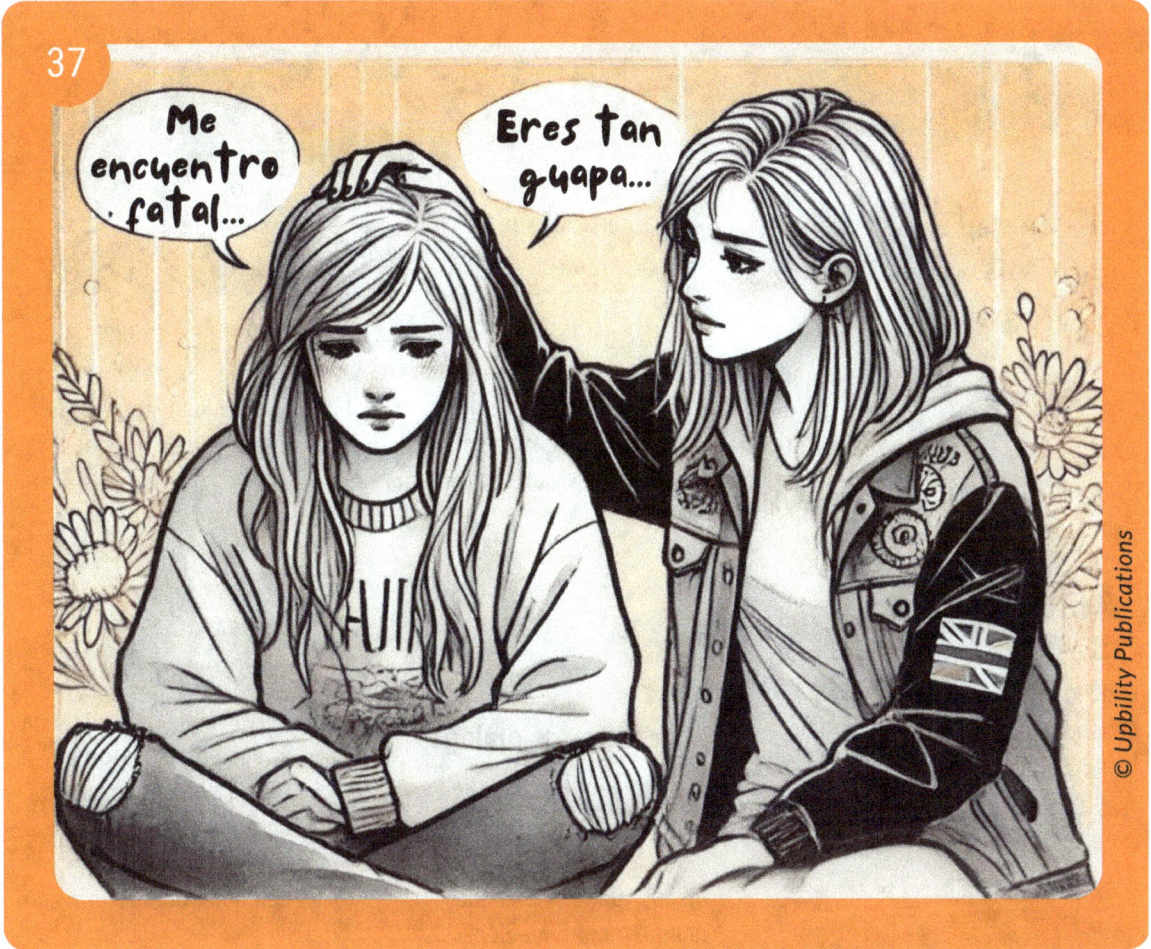

## Reforzar la confianza en uno mismo

Jimena se sentía insegura por su aspecto y evitaba salir. Su amiga, Elena, le dijo lo guapa y especial que era y le propuso que fueran juntas a una fiesta. Jimena se sintió más segura y, gracias al apoyo de Elena, decidió ir y se lo pasó muy bien.

**Reconocimiento de emociones**

¿Cómo se sintió Jimena cuando Elena le dijo lo hermosa y especial que era?

**Comprender las intenciones**

¿Por qué Elena le sugirió a Jimena que fueran juntas a un evento?

**Predicciones sobre el comportamiento**

¿Qué crees que habría hecho Jimena si Elena no la hubiera apoyado y animado a ir al evento?

**Empatía**

¿Cómo demostró Elena que comprendía y se preocupaba por cómo se sentía Jimena?

## 37
### Reforzar la confianza en uno mismo

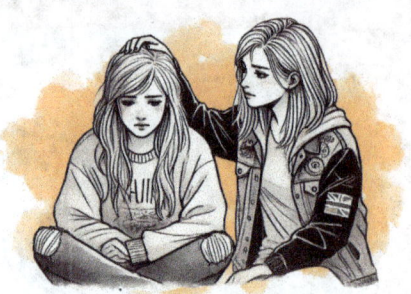

 **Reconocimiento de emociones**

Entrega al adolescente imágenes de caras con diferentes expresiones* (alegría, tristeza, enfado, frustración, etc.). Pídele que elija la imagen que cree que coincide con cómo se sienten Jimena y Elena. Pídele que te explique por qué ha elegido esas imágenes.
*Anexo, ejercicio 1.

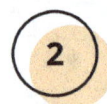 **Comprensión de ideas**

Elige lo que probablemente habrá pensado Jimena y explica por qué lo has elegido:

- No estoy a gusto con mi aspecto.
- ¿Qué pensará la gente si me ve así?
- Elena me hace sentir mejor conmigo misma.
- Quizá debería intentar salir y divertirme.
- El apoyo de Elena es muy importante para mí.

 **Escenarios de diálogo**

Escribe un breve diálogo entre Jimena y Elena en el que Jimena exprese sus inseguridades y Elena la anime. A continuación, representa el diálogo.

 **Observación del comportamiento**

Muestra al adolescente la imagen de la historia 37. Pídele que se fije en los detalles y que escriba o diga lo que indica cualquier comportamiento.

 **Empatía e interacción**

Elige la acción más adecuada y explica por qué la has elegido:

- Decirle sinceramente lo guapa y especial que cree que es.
- Decirle que no se ocupe de sus inseguridades sin antes escucharla.
- Sugerirle ir juntas a una fiesta para que se sienta más cómoda.
- Evitarla cuando exprese sus inseguridades.
- Apoyarla y ofrecerle compañía y ánimo.

 **Experiencia personal**

Escribe o cuenta una historia breve sobre una experiencia propia en la que te hayas sentido inseguro sobre algo y cómo un amigo te ayudó a superar esa inseguridad y a sentirte más seguro de ti mismo.

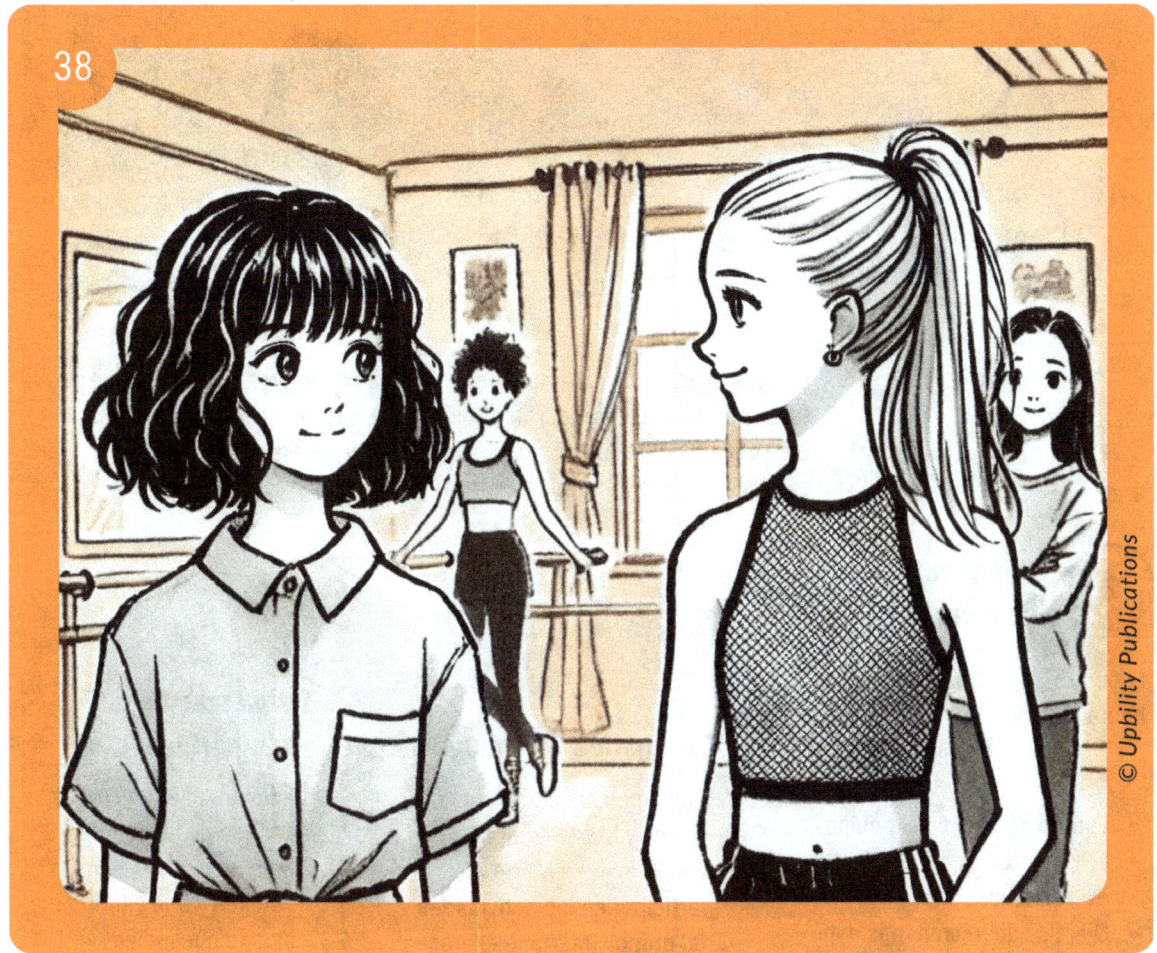

## Integración en el equipo

Nieves se dio cuenta de que la nueva chica del grupo de baile, Marta, parecía tímida y no participaba en las conversaciones. Recordó cómo se sentía ella cuando empezó en el grupo y lo importante que le resultó sentirse aceptada. Así que se acercó a Marta y la invitó a unirse a las actividades del grupo. Marta se sintió aceptada y pronto empezó a participar activamente en ensayos y debates.

**Reconocimiento de emociones**

¿Cómo se sintió Marta cuando Nieves la invitó a participar en las actividades del grupo?

**Comprender las intenciones**

¿Por qué Nieves se acercó a Marta y la invitó a participar en las actividades del grupo?

**Predicciones sobre el comportamiento**

¿Cómo crees que habría evolucionado la participación de Marta en el equipo si Nieves no la hubiera invitado a participar?

**Empatía**

¿Cómo demostró Nieves que comprende y se preocupa por cómo se siente Marta?

# 38
## integración en el equipo

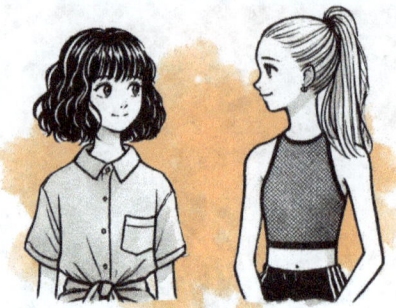

**1** Reconocimiento de emociones

Entrega al adolescente imágenes de caras con diferentes expresiones* (alegría, tristeza, enfado, frustración, etc.). Pídele que elija la imagen que cree que coincide con cómo se sienten Nieves y Marta. Pídele que te explique por qué ha elegido esas imágenes.
*Anexo, ejercicio 1.*

**2** Comprensión de ideas

Elige lo que más probablemente habrá pensado Marta y explica la razón de tu elección:

- Espero encajar en el equipo.
- Me siento muy tímida y avergonzada.
- Ojalá se acercaran más a mí.
- Nieves parece muy amable y abierta.
- Tal vez sea más fácil participar ahora que Nieves me invitó.

**3** Escenarios de diálogo

Escribe un breve diálogo entre Nieves y Marta en el que Nieves invite a Marta a participar en las actividades del grupo y Marta le exprese su gratitud. A continuación, representa el diálogo con cada uno de los papeles.

**4** Observación del comportamiento

Muestra al adolescente la imagen de la historia 38. Pídele que se fije en los detalles y que escriba o diga lo que indica cualquier comportamiento.

**5** Empatía e interacción

Elige la acción más adecuada y explica por qué la has elegido:

- Invitar a Marta a participar en las actividades del grupo.
- Ignorar a Marta y no tratar con ella.
- Hablar amistosamente con Marta y mostrarle interés.
- Dejarla sintiéndose aislada y tímida.
- Ofrecerle apoyo y ayudarla a integrarse en el equipo.

**6** Experiencia personal

Escribe o cuenta una breve historia sobre una experiencia propia en la que hayas sentido que era difícil encajar en un nuevo grupo o entorno y cómo el apoyo de alguien te ayudó a sentirte aceptado.

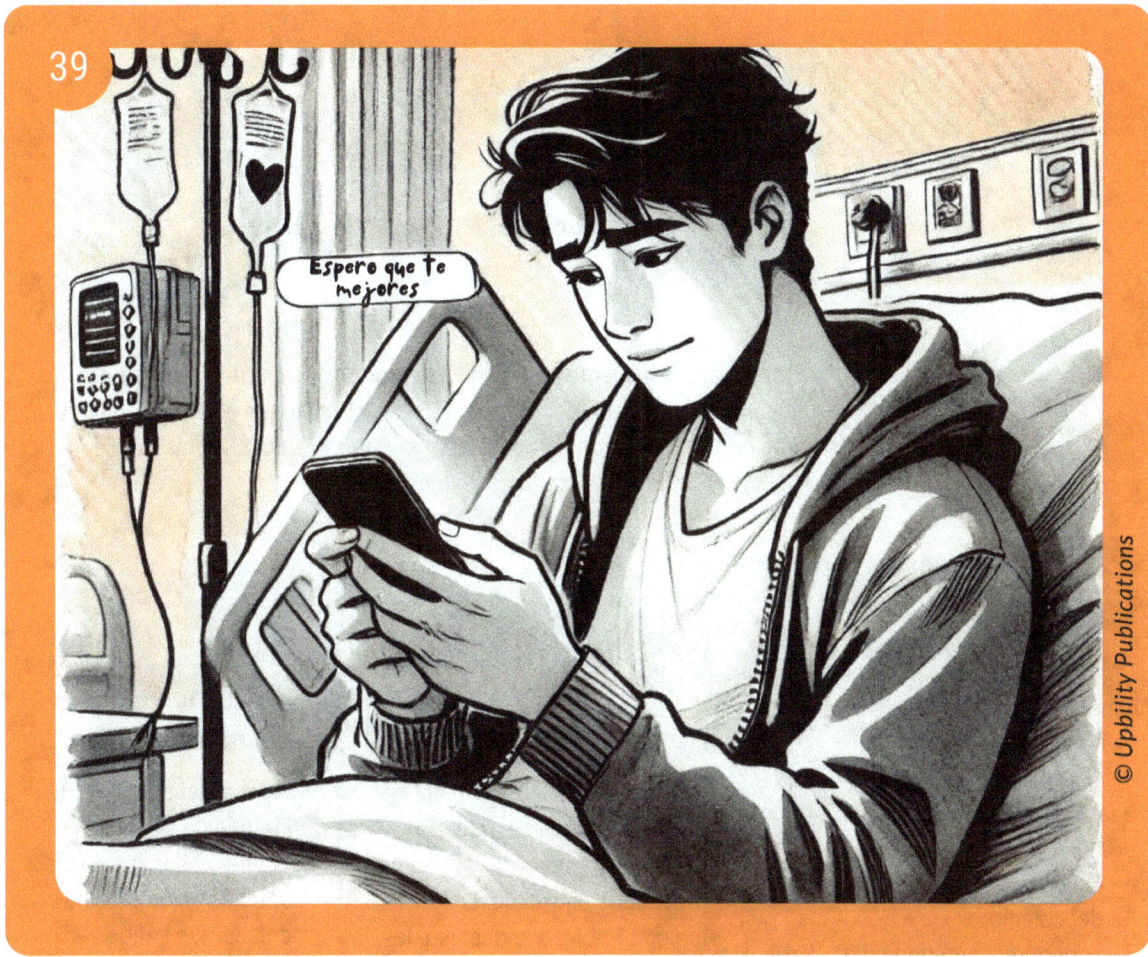

## Ánimo

Carlos se entera de que su amigo Pablo está enfermo y hospitalizado. Recordó cómo se sentía él cuando estuvo enfermo y cuánto echaba de menos a sus amigos. Decidió enviarle un mensaje para desearle lo mejor y sugerirle que le visitara. Pablo se sintió mucho mejor sabiendo que sus amigos pensaban en él y le apoyaban.

**Reconocimiento de emociones**

¿Cómo se sintió Pablo cuando recibió el mensaje de Carlos?

**Comprender las intenciones**

¿Por qué decidió Carlos enviar un mensaje a Pablo?

**Predicciones sobre el comportamiento**

¿Cómo crees que se habría sentido Pablo si Carlos no le hubiera enviado un mensaje?

**Empatía**

¿Cómo demuestra Carlos que comprende y se preocupa por cómo se siente Pablo?

## 39
### Ánimo

**1  Reconocimiento de emociones**

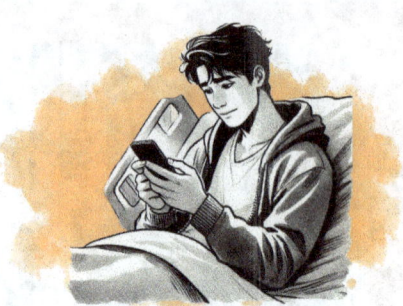

Entrega al adolescente imágenes de caras con diferentes expresiones* (alegría, tristeza, enfado, frustración, etc.). Pídele que elija la imagen que cree que coincide con cómo se sienten Carlos y Pablo. Pídele que te explique por qué ha elegido esas imágenes.
*Anexo, ejercicio 1.*

**2  Comprensión de ideas**

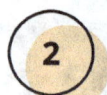

Elige lo que más probablemente habrá pensado Pablo y explica por qué lo elegiste:

- Es bueno que Carlos piense en mí.
- Echo de menos a mis amigos del colegio.
- Espero recuperarme pronto para poder volver.
- La visita de Carlos me animará.
- Me siento afortunado de tener amigos así.

**3  Escenarios de diálogo**

Escribe un breve diálogo entre Carlos y Pablo en el que Carlos exprese su preocupación y le desee lo mejor a Pablo, a lo que éste le expresa su gratitud. A continuación, representa el diálogo.

**4  Observación del comportamiento**

Muestra al adolescente la imagen de la historia 39. Pídele que se fije en los detalles y que escriba o diga lo que indica cualquier comportamiento.

**5  Empatía e interacción**

Elige la acción más adecuada y explica por qué la has elegido:

- Enviar un mensaje de ánimo a Pablo para que se recupere.
- Ignorar que Pablo está enfermo y no enviar ningún mensaje.
- Sugerirle visitarlo para hacerle compañía.
- No preocuparse por la salud de Pablo.
- Preguntarle a Pablo si necesita algo y ofrecerse a ayudarle.

**6  Experiencia personal**

Escribe o cuenta una historia breve sobre una experiencia propia en la que te sintieras mal por estar enfermo y cómo el apoyo de un amigo te hizo sentirte mejor y afrontar la enfermedad con más optimismo.

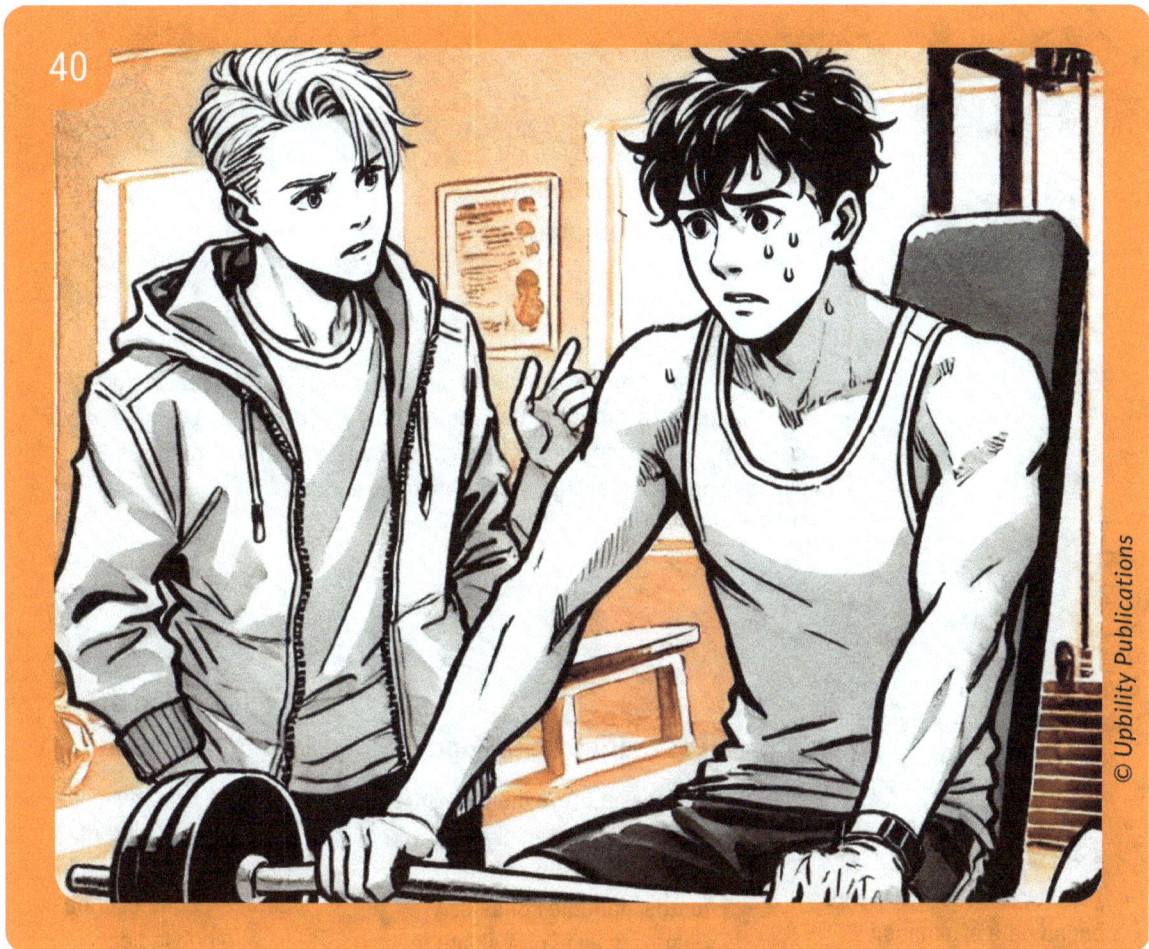

## Ayuda y apoyo

Daniel se dio cuenta de que a su amigo Álvaro le costaba seguir el programa de entrenamiento del gimnasio. Recordó cómo se sintió cuando empezó y cuánto le ayudó el apoyo de sus amigos. Se acercó a Álvaro y le propuso entrenar juntos, dándole consejos y animándole. Álvaro se sintió más cómodo y motivado para seguir entrenando.

**Reconocimiento de emociones**

¿Cómo se sintió Álvaro cuando Daniel le propuso entrenar juntos y le dio consejos?

**Comprender las intenciones**

¿Por qué Daniel propuso a Álvaro entrenar juntos y le dio consejos?

**Predicciones sobre el comportamiento**

¿Qué crees que habría hecho Álvaro si Daniel no se le hubiera acercado para ayudarle con el programa de entrenamiento?

**Empatía**

¿Cómo demostró Daniel que comprende y se preocupa por cómo se siente Álvaro?

# 40
## Ayuda y apoyo

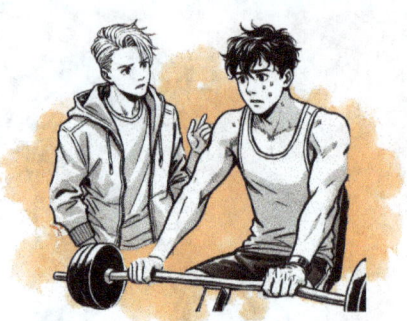

### 1 Reconocimiento de emociones

Entrega al adolescente imágenes de caras con diferentes expresiones* (alegría, tristeza, enfado, frustración, etc.). Pídele que elija la imagen que cree que coincide con cómo se sienten Daniel y Álvaro. Pídele que te explique por qué ha elegido esas imágenes.
*Anexo, ejercicio 1.*

### 2 Comprensión de ideas

Elige lo que más probablemente habrá pensado Álvaro y explica la razón de tu elección:

- Es difícil seguir el programa de entrenamiento.
- ¿No soy lo suficientemente bueno para el gimnasio?
- El apoyo de Daniel me ayuda mucho.
- Puedo hacerlo mejor con la ayuda de Daniel.
- Es bueno tener a alguien con quien entrenar.

### 3 Escenarios de diálogo

Escribe un breve diálogo entre Daniel y Álvaro en el que Daniel le sugiera entrenar juntos, dándole consejos y ánimos, y en el que Álvaro le exprese su gratitud por ello. A continuación, representa el diálogo.

### 4 Observación del comportamiento

Muestra al adolescente la imagen de la historia 40. Pídele que se fije en los detalles y que escriba o diga lo que indica cualquier comportamiento.

### 5 Empatía e interacción

Elige la acción más adecuada y explica por qué la has elegido:

- Ofrecerte a entrenar con él y darle consejos.
- Ignorar las dificultades de Álvaro y dejarlo que siga por su cuenta.
- Animar a Álvaro y apoyarle psicológicamente.
- Decirle que no es apto para el programa de entrenamiento.
- Supervisar los progresos de Álvaro y ofrecerle ayuda siempre que la necesite.

### 6 Experiencia personal

Escribe o cuenta una historia breve sobre una experiencia propia en la que hayas tenido dificultades con una actividad nueva y cómo el apoyo de un amigo te ayudó a mejorar y a continuar con más confianza.

# ANEXO

# Ejercicio 1
## Tarjetas de emociones

*Utiliza tarjetas de emociones para ayudar a niños y adolescentes a reconocer, comprender y expresar sus sentimientos.*

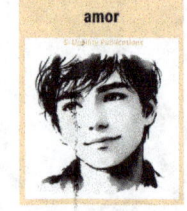
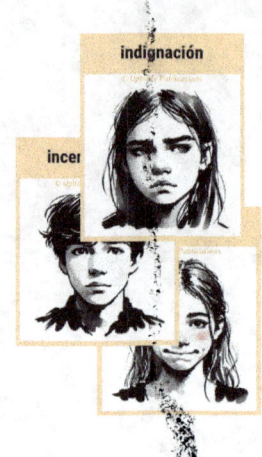

| | |
|---|---|
| **amor** | Siento amor cuando alguien me acepta, me comprende y me hace sentir segura y feliz. |
| **indignación** | Siento indignación cuando no me comprenden, cuando las normas son injustas o cuando no puedo expresar lo que siento. |
| **incertidumbre** | Siento incertidumbre cuando no sé lo que va a pasar, cuando las instrucciones son confusas o cuando no estoy seguro de mis decisiones. |
| **avergonzada** | Me siento avergonzado cuando no sé cómo reaccionar, cuando la gente me mira de forma extraña o cuando me siento expuesto en una situación difícil. |
| **asco** | Siento asco cuando veo o huelo algo desagradable, cuando algo me incomoda o cuando algo me produce un fuerte rechazo. |
| **ansiedad** | Siento ansiedad cuando me preocupa el futuro, cuando tengo muchos compromisos o cuando me encuentro en situaciones que me hacen sentir bajo presión. |
| **inseguridad** | Me siento inseguro cuando no confío en mí mismo, cuando tengo miedo de equivocarme o cuando siento que los demás no me aceptan. |
| **molestia** | Me siento molesto cuando ocurre algo inesperado, cuando las situaciones a mi alrededor cambian de repente o cuando no puedo controlar lo que está sucediendo. |
| **alivio** | Siento alivio cuando se resuelve un problema, cuando desaparecen mis preocupaciones o cuando se acaba algo difícil. |

Las emociones son el lenguaje del alma. - Carl Jung

© Upbility Publications

| | |
|---|---|
| **antipatía** | Siento antipatía cuando no me gusta alguien o algo, cuando me molestan las actitudes o acciones de otras personas o cuando tengo sentimientos negativos hacia alguien. |
| **aversión** | Siento aversión cuando algo me disgusta o me repugna mucho, cuando veo algo muy desagradable o cuando una situación me hace sentir fuertes emociones negativas. |
| **decepción** | Me siento decepcionado cuando las cosas no salen como esperaba, cuando mis esfuerzos no dan resultado. |
| **aceptación** | Me siento aceptado cuando los demás me aceptan tal como soy, cuando me siento comprendido y parte de un equipo. |
| **nostalgia** | Siento nostalgia cuando pierdo a alguien o algo que quiero, cuando desaparece algo importante de mi vida o cuando me siento vacío y triste por dentro. |
| **desconcierto** | Me siento desconcertado cuando no entiendo algo, cuando tengo demasiadas preguntas o cuando algo me confunde y quiero saber más. |
| **aburrimiento** | Me siento aburrido cuando no tengo nada interesante que hacer, cuando las cosas a mi alrededor son monótonas o cuando siento que el tiempo pasa lentamente. |
| **insatisfacción** | Me siento insatisfecho cuando algo no me gusta, cuando las situaciones o las personas me decepcionan, o cuando siento que algo es injusto o indeseable. |
| **desgracia** | Me siento desgraciado cuando estoy muy triste, cuando siento que nada va bien o cuando me encuentro solo y frustrado. |
| **culpa** | Me siento culpable cuando creo que he hecho algo mal, cuando mis acciones hieren a alguien o cuando me siento responsable de algo negativo que ha ocurrido. |
| **gratitud** | Siento gratitud cuando aprecio algo bueno que me ha ocurrido, cuando me siento agradecido por la ayuda o la amabilidad de los demás. |
| **felicidad** | Me siento feliz cuando estoy contento, cuando todo va bien y comparto buenos momentos con las personas que quiero. |

La gente nunca olvida cómo les hiciste sentir. - Maya Angelou

| | |
|---|---|
| **placer** | Siento placer cuando disfruto con algo, cuando hago actividades que me gustan o cuando experimento sensaciones y momentos agradables. |
| **celos** | Siento celos cuando quiero algo que tiene otra persona, cuando tengo miedo de perder la atención o el amor de alguien, o cuando me siento inseguro al ver los éxitos de los demás. |
| **tristeza** | Siento tristeza cuando me encuentro muy bajo de ánimos, cuando ocurre algo malo o cuando pierdo a alguien o algo que quiero. |
| **ira** | Siento ira cuando algo o alguien me hace daño, cuando las cosas no salen como yo quiero o cuando me siento ofendido o frustrado. |
| **tranquilidad** | Me siento tranquilo cuando todo a mi alrededor está en paz, cuando no tengo estrés ni preocupaciones y cuando me siento relajado y tranquilo. |
| **satisfacción** | Me siento satisfecho cuando logro mis objetivos, cuando siento que mis esfuerzos dan resultado y cuando me siento feliz con lo que he conseguido. |
| **comprensión** | Me siento comprendido cuando alguien me escucha con atención, cuando siento que los demás me entienden y cuando se aceptan mis pensamientos y sentimientos. |
| **desconfianza** | Siento desconfianza cuando no me fío de alguien o de algo, cuando dudo de las intenciones de los demás o cuando temo que pueda ocurrir algo negativo. |
| **fatiga** | Siento fatiga cuando estoy muy cansado, cuando he hecho mucho trabajo o cuando me siento agotado física y mentalmente. |
| **vergüenza** | Siento vergüenza cuando he hecho algo mal, cuando temo que los demás me juzguen o cuando me siento incómodo por algo que he dicho o hecho. |
| **rabia** | Siento rabia cuando estoy extremadamente enfadado, cuando algo me enfada mucho o cuando tengo un fuerte sentimiento de injusticia y quiero reaccionar con fuerza. |
| **orgullo** | Me siento orgulloso cuando consigo algo importante, cuando se reconocen mis esfuerzos o cuando me siento bien conmigo mismo y mis logros. |

La suprema dicha de la vida, es la convicción de que se es amado. - Victor Hugo

| | |
|---|---|
| **melancolía** | Me siento melancólico cuando me siento triste todo el tiempo, cuando pienso en acontecimientos antiguos con tristeza o cuando me siento frustrado y sin energía. |
| **soledad** | Me siento solo cuando no tengo a nadie con quien compartir mis pensamientos y sentimientos, cuando me siento aislado o cuando no tengo la compañía y el apoyo que necesito. |
| **nervios** | Me pongo nervioso cuando me preocupa algo que está a punto de ocurrir, cuando me encuentro en situaciones desconocidas o estresantes o cuando tengo miedo de que algo salga mal. |
| **conmoción** | Siento conmovido cuando algo me toca profundamente, cuando siento fuertes sentimientos de alegría o tristeza o cuando vivo un momento importante e inolvidable. |
| **compasión** | Siento compasión cuando veo sufrir a alguien, cuando quiero ayudar y apoyar a alguien que atraviesa un momento difícil, o cuando siento tristeza y comprensión por el dolor ajeno. |
| **preocupación** | Siento preocupación cuando algo me duele o me decepciona, cuando me enfrento a dificultades o cuando me siento triste y sin esperanza. |
| **afecto** | Siento afecto cuando me preocupo por alguien a quien quiero, cuando siento profunda ternura y calor por alguien, o cuando expreso mi amor con acciones y palabras. |
| **terror** | Siento terror cuando algo me asusta intensamente, cuando estoy en una situación muy peligrosa o amenazante o cuando siento pánico y no sé cómo reaccionar. |
| **envidia** | Siento envidia cuando deseo algo que otra persona tiene, cuando siento celos de los éxitos o ventajas de los demás y resentimiento por no tenerlos. |
| **miedo** | Siento miedo cuando me siento amenazado, cuando me enfrento a algo desconocido o peligroso, o cuando me preocupa algo que pueda ocurrir y me asusta. |
| **atención** | Siento que presto atención a los demás cuando cuido y ayudo a alguien, cuando me preocupo por su bienestar y su salud, o cuando demuestro cariño y afecto con mis acciones. |
| **alegría** | Siento alegría cuando soy feliz, cuando me lo paso bien con mis amigos y mi familia, o cuando ocurre algo que me hace reír y emocionarme. |

*Las emociones son la clave para entender la vida. - Stephen Hawking*

# Tarjetas de emociones

| amor | indignación | incertidumbre |
|---|---|---|
| 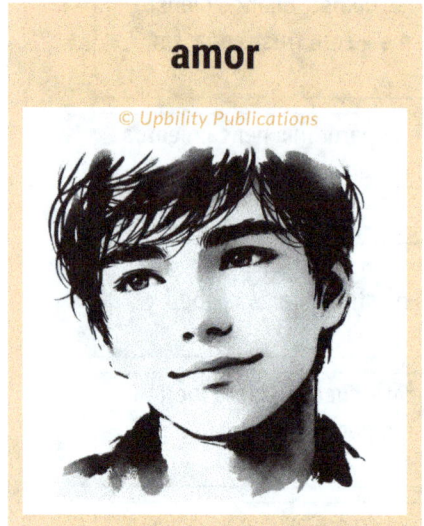 | 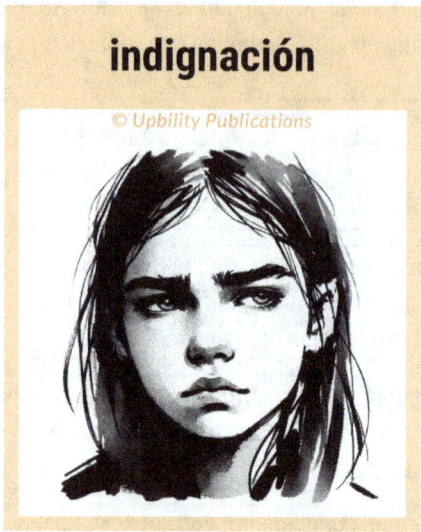 | 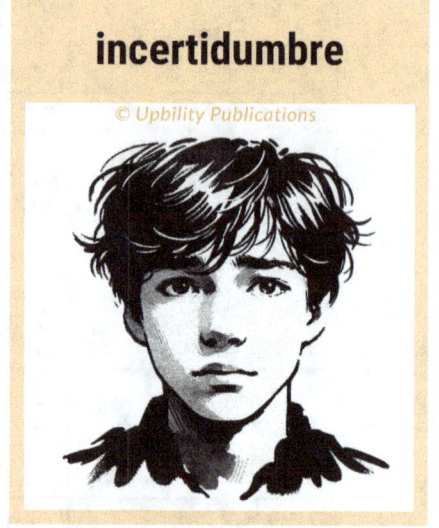 |
| avergonzada | asco | ansiedad |
| 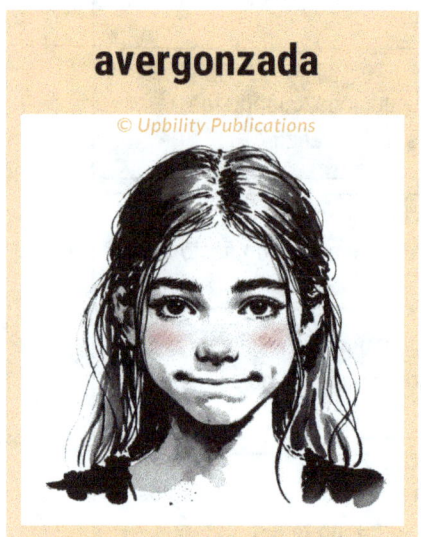 | 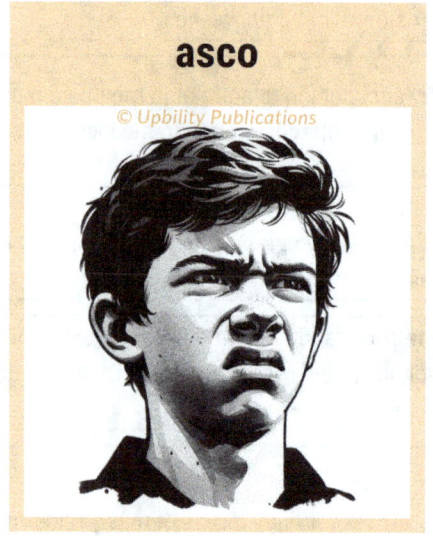 | 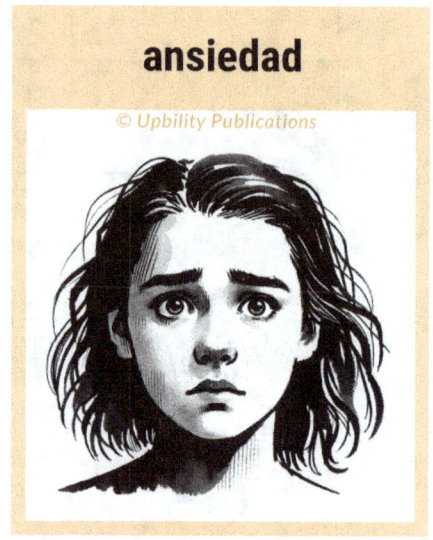 |
| inseguridad | molestia | alivio |
| 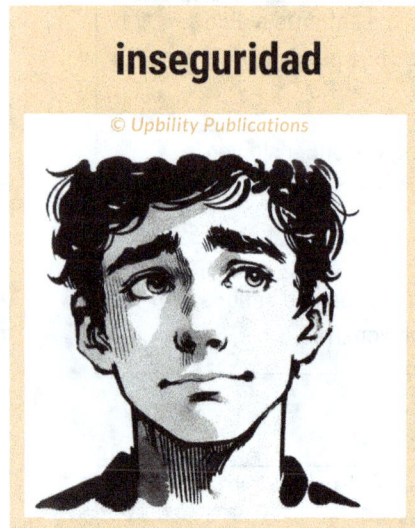 | 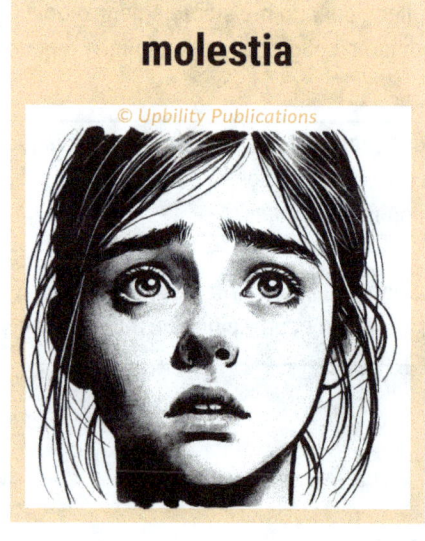 | 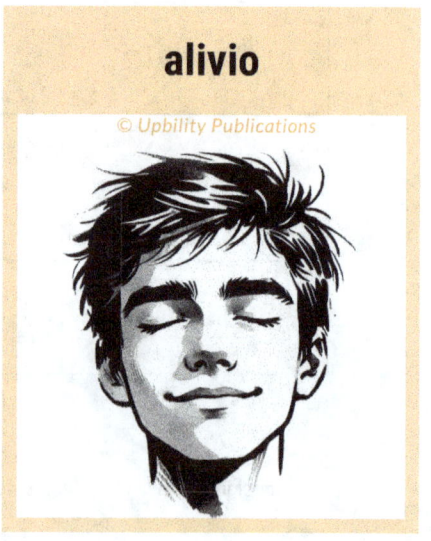 |

# Tarjetas de emociones

| antipatía | aversión | decepción |
|---|---|---|
| 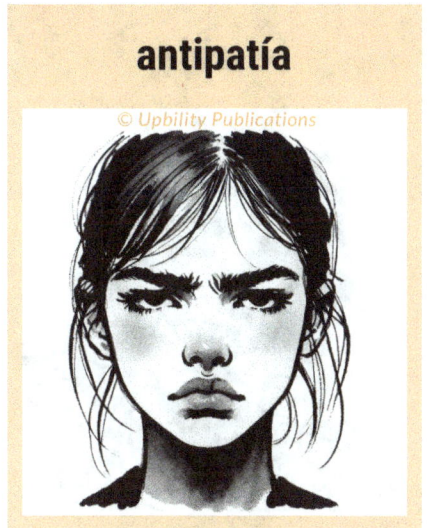 | 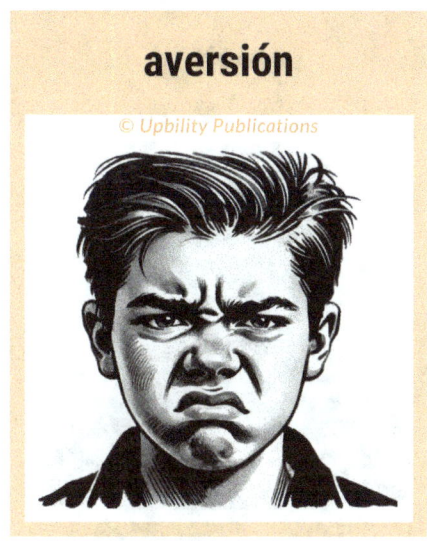 | 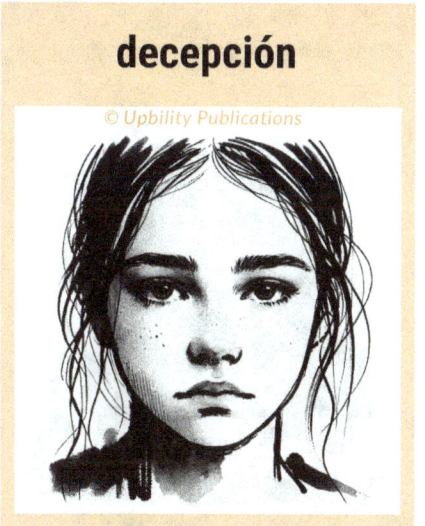 |
| aceptación | nostalgia | desconcierto |
| 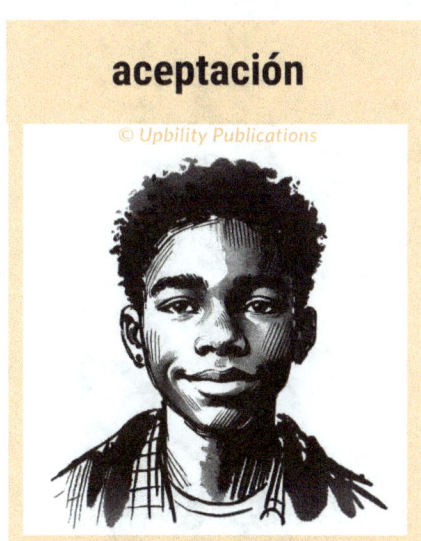 | 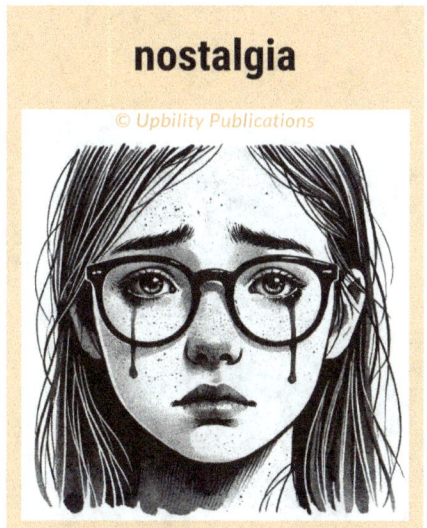 | 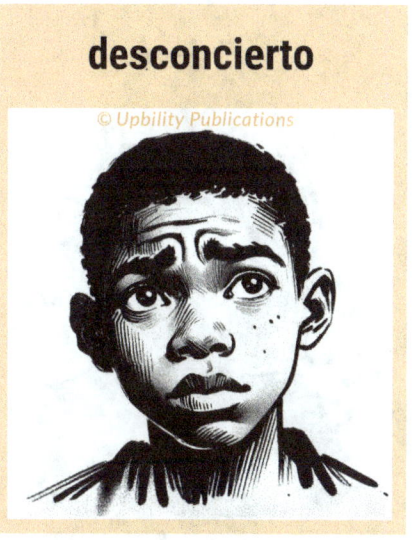 |
| aburrimiento | insatisfacción | desgracia |
| 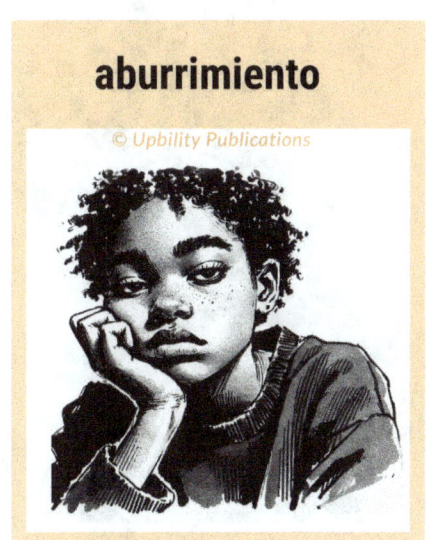 | 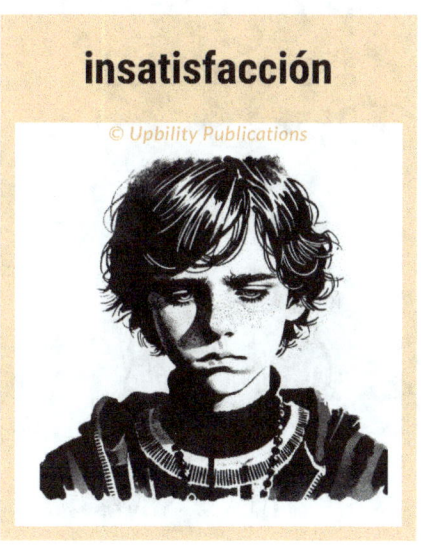 | 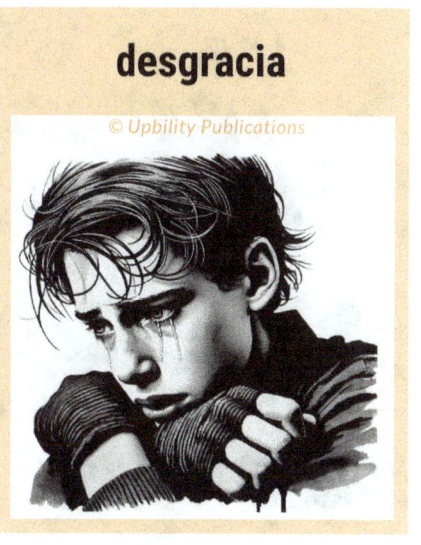 |

# Tarjetas de emociones

| | | |
|---|---|---|
| **culpa** 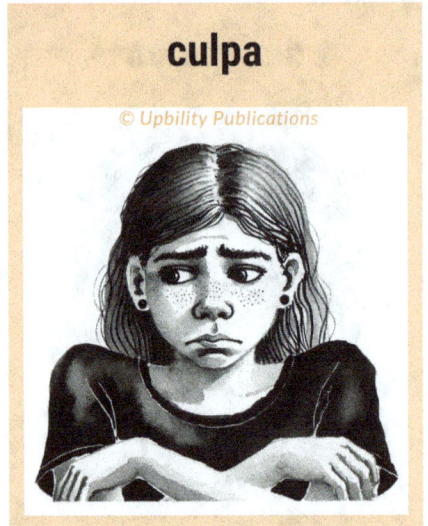 | **gratitud** 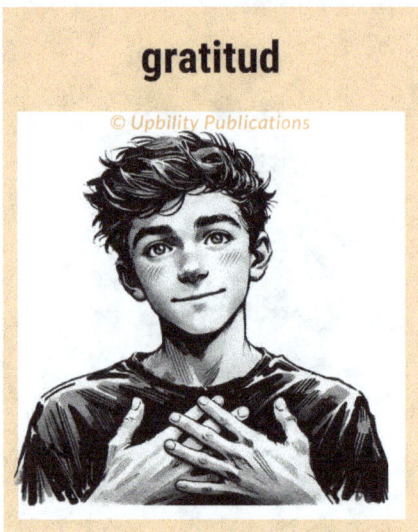 | **felicidad** 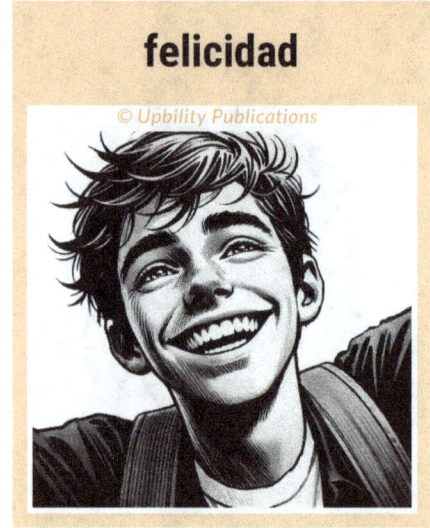 |
| **placer** 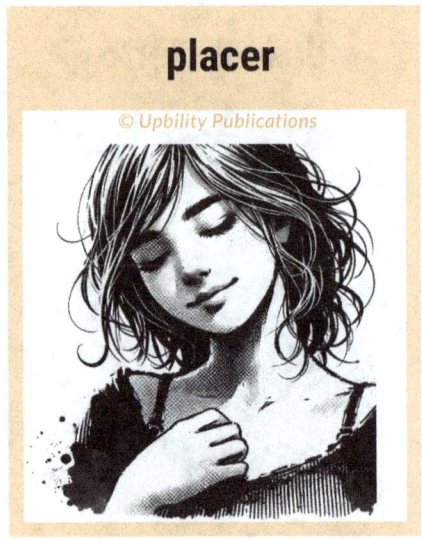 | **celos** 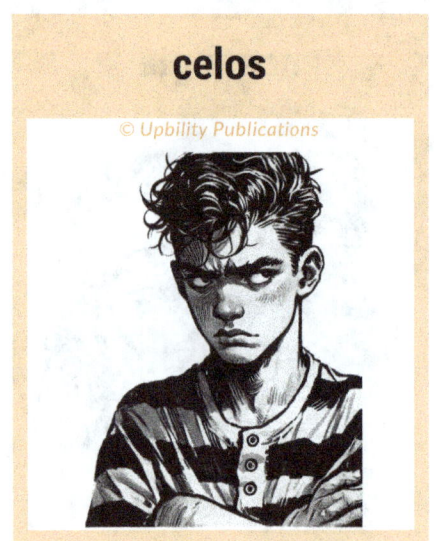 | **tristeza** 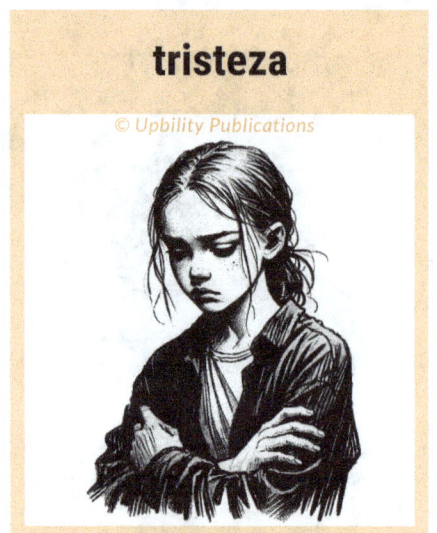 |
| **ira** 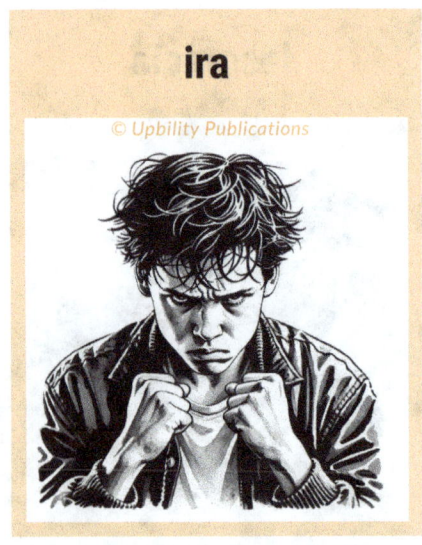 | **tranquilidad** 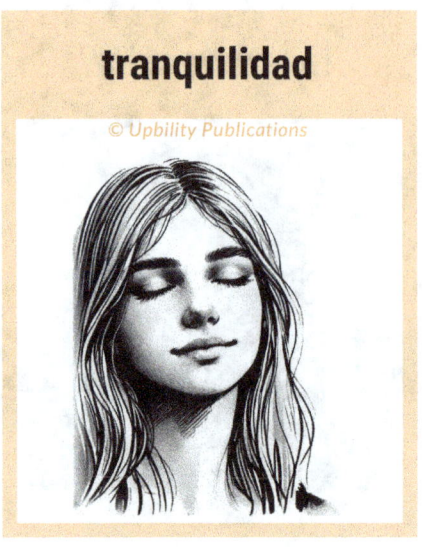 | **satisfacción** 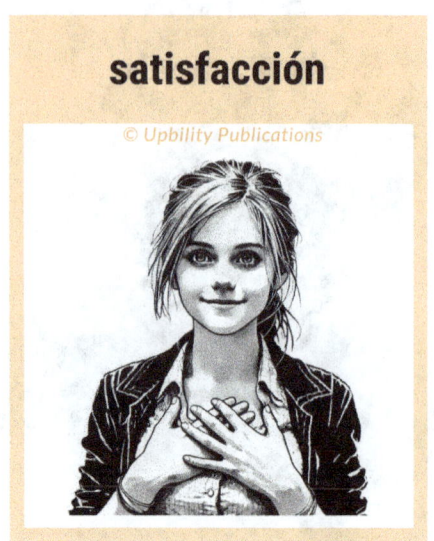 |

# Tarjetas de emociones

| | | |
|---|---|---|
| **comprensión** 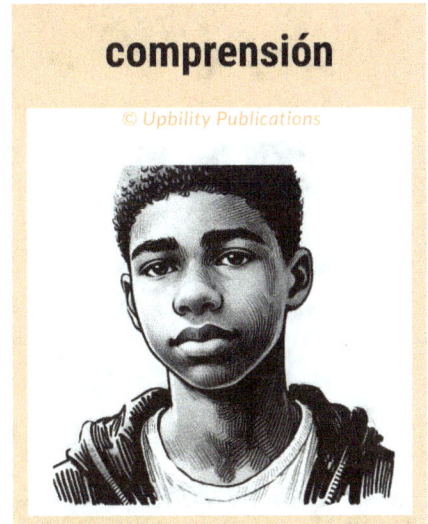 | **desconfianza** 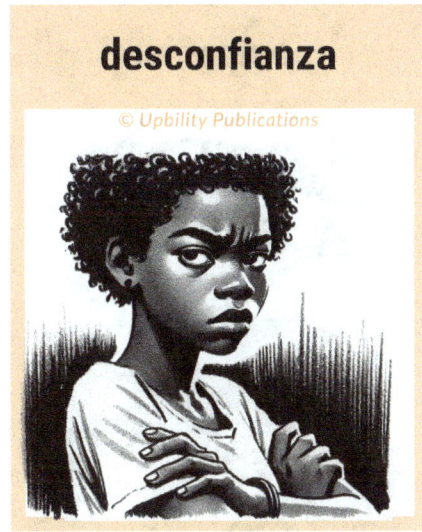 | **fatiga** 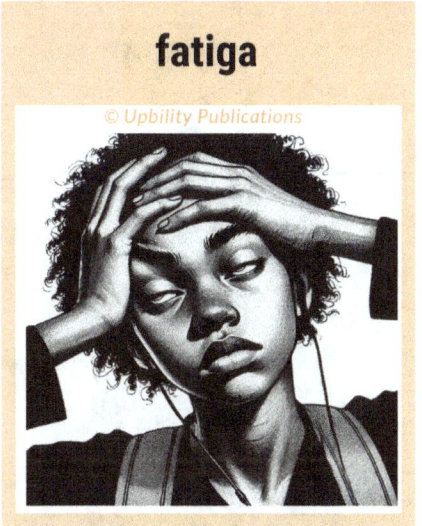 |
| **vergüenza** 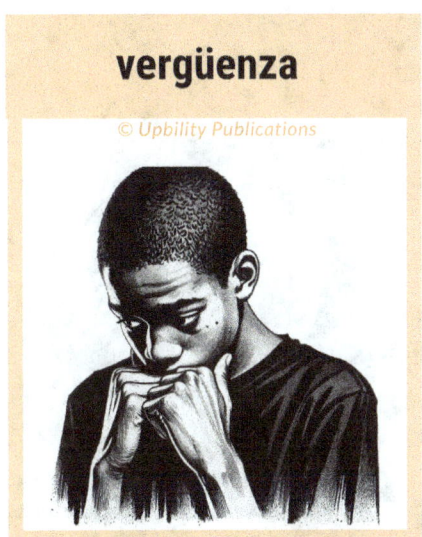 | **rabia** 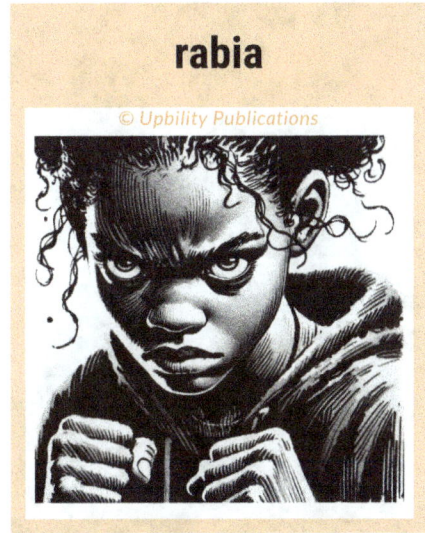 | **orgullo** 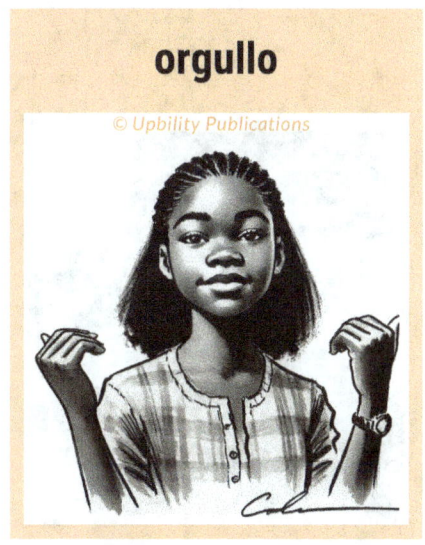 |
| **melancolía** 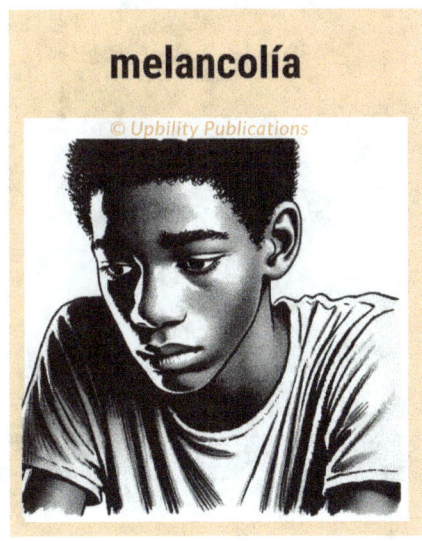 | **soledad** 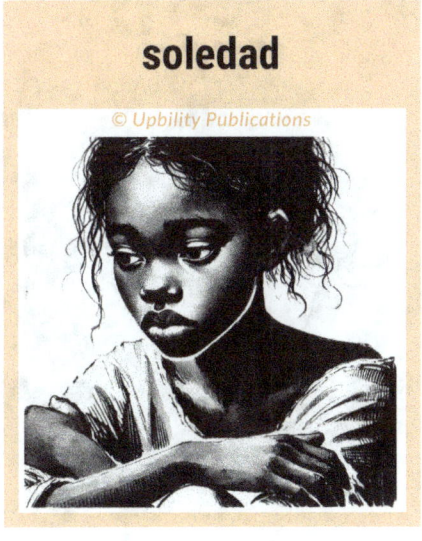 | **nervios** 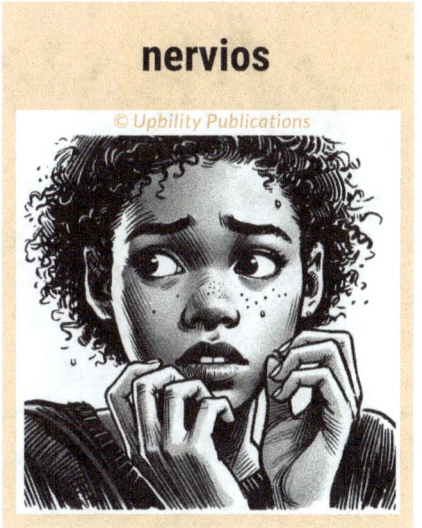 |

# Tarjetas de emociones

| conmoción | compasión | preocupación |
|---|---|---|
| 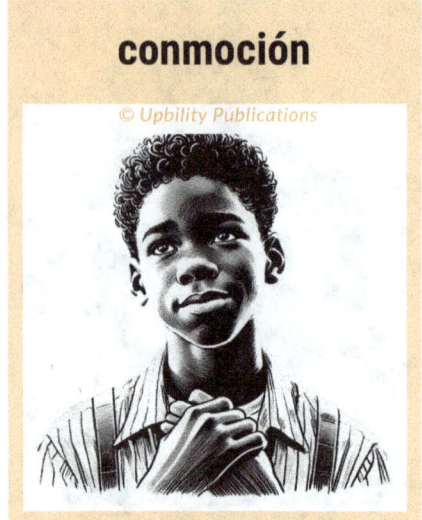 | 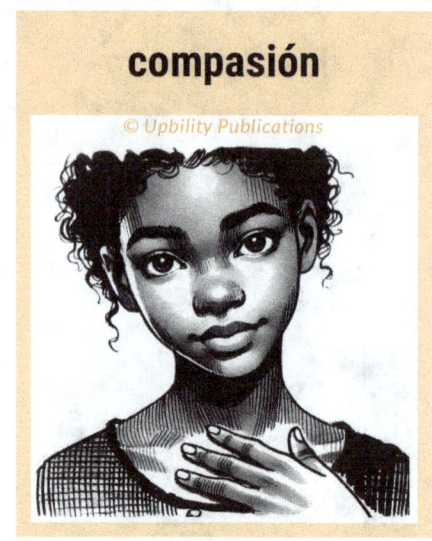 | 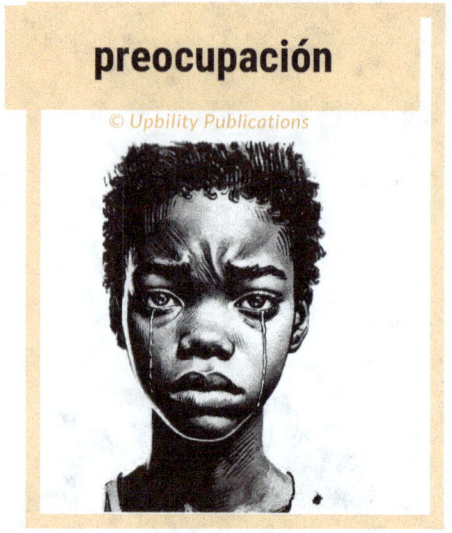 |
| afecto | terror | envidia |
| 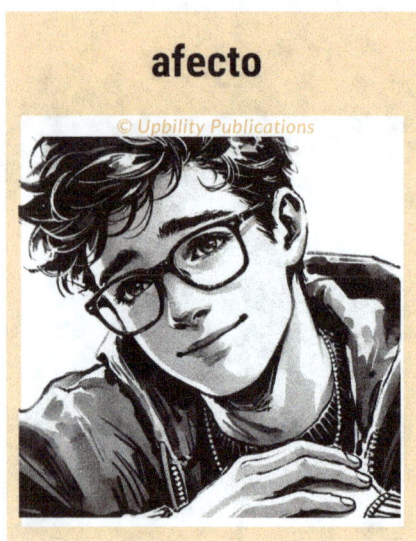 | 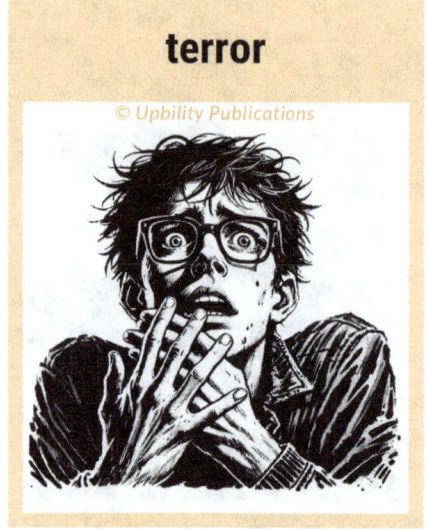 | 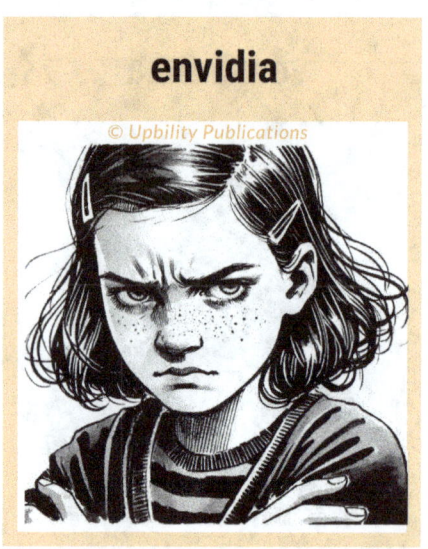 |
| miedo | atención | alegría |
| 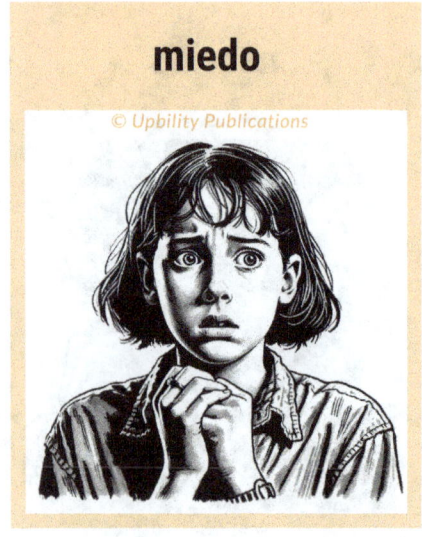 | 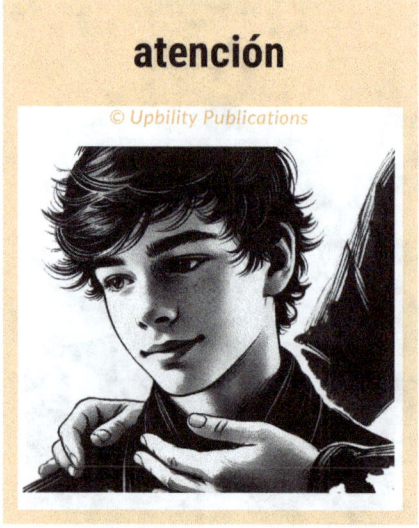 | 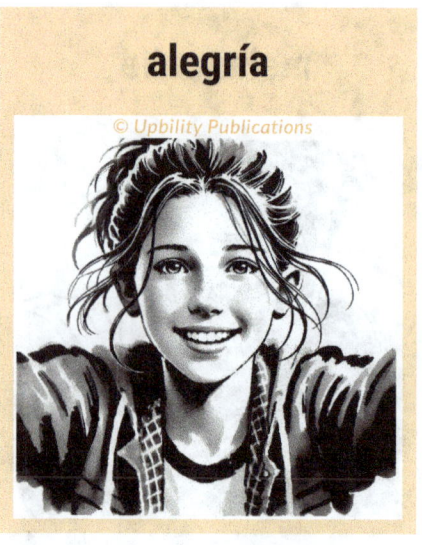 |

# Ejercicio 2
## Herramientas de evaluación

*El formulario de evaluación es una herramienta útil que promueve la comprensión y el apoyo a los adolescentes, contribuyendo así a su desarrollo.*

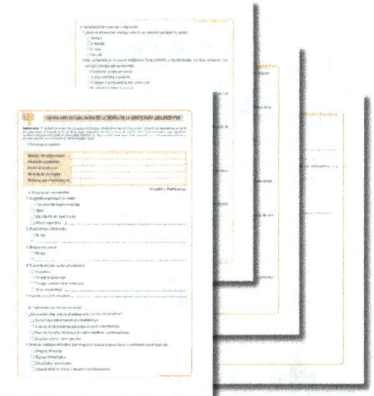

| | |
|---|---|
| **Grabación organizada** | Recoge información importante sobre las habilidades sociales y emocionales del adolescente. |
| **Intervenciones adaptadas** | Ayuda a profesores y terapeutas a comprender las necesidades del adolescente y a planificar intervenciones adecuadas. |
| **Reconocimiento de puntos fuertes y dificultades** | Identifica los puntos fuertes y las dificultades, lo que permite reforzar las aptitudes positivas y superar las dificultades. |
| **Seguimiento de los progresos** | Permite seguir la evolución del adolescente a lo largo del tiempo. |
| **Mejora de la empatía y la comunicación** | Ayuda a los cuidadores a comprender mejor las emociones y perspectivas del adolescente. |
| **Cooperación interdisciplinar** | Fomenta la cooperación entre distintos profesionales para un apoyo integrado. |

*Ser honestos y objetivos. Una información precisa ayuda a comprender y apoyar al adolescente.*

© Upbility Publications

**FORMULARIO DE EVALUACIÓN DE LA TEORÍA DE LA MENTE PARA ADOLESCENTES**

***Instrucciones:*** *El siguiente formulario de evaluación está diseñado para proporcionar una comprensión global de las competencias existentes del adolescente en materia de teoría de la mente, habilidades sociales y áreas de mejora. Utiliza esta información para adaptar las intervenciones y las estrategias de apoyo según convenga. Por favor, selecciona la opción más apropiada para cada pregunta basándote en tus observaciones y conocimiento del adolescente en cuestión.*

I. Información general

- Nombre del adolescente: _____
- Fecha de nacimiento: _____
- Fecha de evaluación: _____
- Nombre del evaluador: _____
- Relación con el adolescente: _____

© Upbility Publications

II. Historial del adolescente

1. Diagnóstico principal (si existe):
   - ☐ Trastorno del espectro autista
   - ☐ TDAH
   - ☐ Dificultades de aprendizaje
   - ☐ Otros (especifica): _____

2. Diagnósticos adicionales:
   - ☐ No hay
   - ☐ _____

3. Medicación actual:
   - ☐ No hay
   - ☐ _____

4. Tratamientos que recibe actualmente:
   - ☐ Logopedia
   - ☐ Terapia ocupacional
   - ☐ Terapia conductual/psicoterapia
   - ☐ Otros (especifica): _____

5. Escuela y nivel de estudios: _____

III. Habilidades de interacción social

1. ¿Cómo suele relacionarse el adolescente con sus compañeros?
   - ☐ Suele iniciar conversaciones y mantenerlas
   - ☐ A veces inicia conversaciones pero le cuesta mantenerlas
   - ☐ Rara vez toma la iniciativa y le cuesta mantener conversaciones
   - ☐ Evita las interacciones sociales

2. Describe cualquier dificultad que tenga el adolescente para iniciar o mantener conversaciones.
   - ☐ Ninguna dificultad
   - ☐ Algunas dificultades
   - ☐ Dificultades importantes
   - ☐ Imposibilidad de iniciar o mantener conversaciones

3. ¿Comprende y utiliza el adolescente las señales no verbales (por ejemplo, expresiones faciales, lenguaje corporal)?
   - ☐ Siempre
   - ☐ A veces
   - ☐ Rara vez
   - ☐ En absoluto

4. Describe cualquier dificultad observada que tenga el adolescente para comprender los sentimientos de los demás.
   - ☐ Sin dificultades
   - ☐ Algunas dificultades
   - ☐ Dificultades importantes
   - ☐ Incapacidad para comprender los sentimientos de los demás

5. ¿Cómo responde el adolescente a los cambios de rutina o a los acontecimientos inesperados?
   - ☐ Se adapta con facilidad
   - ☐ Muestra una leve angustia
   - ☐ Muestra un malestar significativo
   - ☐ Se altera mucho y/o se desmorona

### IV. Perspectiva y empatía

1. ¿Puede el adolescente identificar emociones básicas en sí mismo y en los demás (alegría, tristeza, enfado, miedo)?
   - ☐ Siempre
   - ☐ A menudo
   - ☐ A veces
   - ☐ Rara vez

2. Describe una situación en la que el adolescente haya tenido que tener en cuenta la opinión de otra persona. ¿Cómo reaccionó?
   - ☐ Reaccionó de forma adecuada
   - ☐ En cierta manera pensó en el punto de vista de la otra persona
   - ☐ Le resultó difícil considerar el punto de vista de la otra persona
   - ☐ No tuvo en cuenta el punto de vista de la otra persona

3. ¿Muestra el adolescente empatía hacia los demás? Pon un ejemplo.
   - ☐ A menudo muestra empatía
   - ☐ Ocasionalmente muestra empatía
   - ☐ Rara vez muestra empatía
   - ☐ No muestra empatía

4. ¿En qué medida entiende el adolescente que los demás pueden tener pensamientos y sentimientos diferentes a los suyos?
   - ☐ Muy bien
   - ☐ Moderadamente bien
   - ☐ Con dificultad
   - ☐ En absoluto

V. Comprensión de creencias e intenciones

1. ¿Puede el adolescente distinguir entre lo que sabe y lo que saben los demás?
   - ☐ Siempre
   - ☐ A menudo
   - ☐ A veces
   - ☐ Rara vez

2. Pon un ejemplo en el que el adolescente haya entendido o malinterpretado una falsa convicción (por ejemplo, cree algo que no es cierto).
   - ☐ Comprende la falsa convicción
   - ☐ A veces entendía, a veces no
   - ☐ A menudo malinterpreta la falsa convicción
   - ☐ No entendía la falsa convicción

3. Describe la capacidad del adolescente para predecir las acciones de los demás basándose en sus convicciones y deseos.
   - ☐ Muy buena
   - ☐ Buena
   - ☐ Media
   - ☐ Mala

4. ¿Cómo explica el adolescente el comportamiento de los demás? ¿Tiene en cuenta los puntos de vista de los demás?
   - ☐ Tiene en cuenta sistemáticamente las opiniones de los demás
   - ☐ A veces tiene en cuenta las opiniones de los demás
   - ☐ Rara vez tiene en cuenta las opiniones de los demás
   - ☐ No tiene en cuenta las opiniones de los demás

VI. Aplicación en la vida real y generalización

1. ¿En qué medida aplica el adolescente las habilidades de la teoría de la mente a sus interacciones cotidianas? Pon un ejemplo.
   - ☐ Muy bien
   - ☐ Moderadamente bien
   - ☐ Con dificultad
   - ☐ En absoluto

2. Describe los apoyos o estrategias que se aplican actualmente para ayudar al adolescente a desenvolverse en situaciones sociales.
   - ☐ Formación estructurada en habilidades sociales
   - ☐ Apoyo informal de compañeros o familiares
   - ☐ Sesiones de terapia profesional
   - ☐ No tiene ayudas específicas

3. ¿Cuáles son los puntos fuertes del adolescente en las interacciones sociales?
   - ☐ Trabaja bien con sus compañeros
   - ☐ Utiliza saludos sociales apropiados
   - ☐ Muestra interés por los demás
   - ☐ Otros (especifica): _____

4. ¿Qué áreas necesitan más mejoras?
- ☐ Inicio de las conversaciones
- ☐ Mantenimiento de las conversaciones
- ☐ Comprensión de la comunicación no verbal
- ☐ Muestra de empatía
- ☐ Otros (especifica): _____

VII. Comentarios adicionales

1. ¿Hay alguna otra información relevante sobre las habilidades sociales de los adolescentes o la comprensión de la teoría de la mente que no se haya tratado?
   - ☐ Sí (especifica): _____
   - ☐ No

2. Sugerencias para un mayor apoyo o intervención:
   - ☐ Formación adicional en habilidades sociales
   - ☐ Más oportunidades de interacción social supervisada
   - ☐ Mayor apoyo de cuidadores y profesores
   - ☐ Otros (especifica): _____

Firma del evaluador: _____

Fecha: _____

# Ejercicio 3

## Comprender de perspectivas (puntos de vista)

*Consejos útiles para los ejercicios de comprensión de perspectivas - puntos de vista*

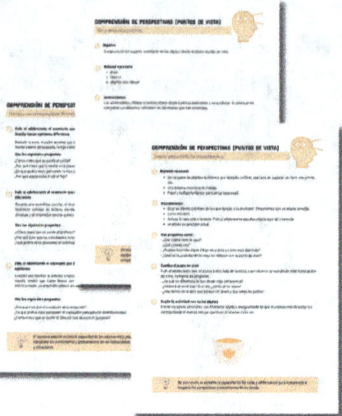

| | |
|---|---|
| **Objetos simples** | Utiliza objetos cotidianos para practicar. |
| **Cambio de posición** | Pide al adolescente que describa los objetos desde distintos ángulos. |
| **Dibujo** | Dibuja el mismo objeto desde distintas posiciones y compáralo. |
| **Creación de escenarios** | Utiliza guiones para describir sentimientos y pensamientos ajenos. |
| **Discusión** | Comentad lo que habéis observado y cómo os habéis sentido después de los ejercicios. |
| **Aplicación en la vida cotidiana** | Fomenta la aplicación de las competencias en la vida cotidiana. |

*Utiliza estas técnicas con regularidad para potenciar la empatía y las habilidades sociales de los adolescentes.*

© Upbility Publications

# COMPRENSIÓN DE PERSPECTIVAS (PUNTOS DE VISTA)

Describir objetos desde diferentes perspectivas

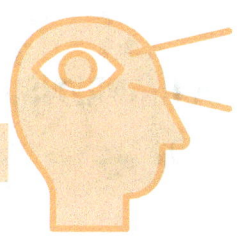

**1. Material necesario**
- Un conjunto de objetos cotidianos, por ejemplo, un libro, una taza, un juguete, un lápiz, una pelota, etc.
- Una mesa o escritorio de trabajo
- Papel y bolígrafo/lápices para pintar (opcional)

**2. Instrucciones:**
- Elige un objeto cotidiano de los que tengas a tu alrededor. Empecemos con un objeto sencillo,
- como una taza.
- Coloca la taza sobre la mesa. Pide al adolescente que describa la taza tal y como la
- ve desde su posición actual.

**3. Haz preguntas como:**
- ¿Qué forma tiene la taza?
- ¿Qué colores ves?
- ¿Puedes describir algún dibujo de la taza o cómo está diseñada?
- ¿Cuál es la posición de la mano en relación con tu punto de vista?

**4. Cambia el punto de vista**
Pide al adolescente que se mueva a otro lado de la mesa y que observe la taza desde este nuevo punto de vista. Ejemplos de preguntas:
- ¿En qué se diferencia la taza desde esta perspectiva?
- ¿Todavía se ve el asa? Si es así, ¿cómo se ve ahora?
- ¿Hay partes de la taza que puedas ver ahora y que antes no podías?

**5. Repite la actividad con varios objetos**
Repite los pasos anteriores con diferentes objetos, asegurándote de que el adolescente describe los objetos desde al menos tres perspectivas diferentes cada vez.

 *De este modo se aumenta la capacidad de los niños y adolescentes para comprender e imaginar las perspectivas y sentimientos de los demás.*

# COMPRENSIÓN DE PERSPECTIVAS (PUNTOS DE VISTA)

Dibujar desde varias posiciones

**1. Objetivo**

Comprensión del aspecto cambiante de los objetos desde distintos puntos de vista.

**2. Material necesario**
- papel
- lápices
- objetos que dibujar

**3. Instrucciones:**

Los adolescentes dibujan el mismo objeto desde distintas posiciones a su alrededor. A continuación, comparan sus dibujos y comentan las diferencias que han observado.

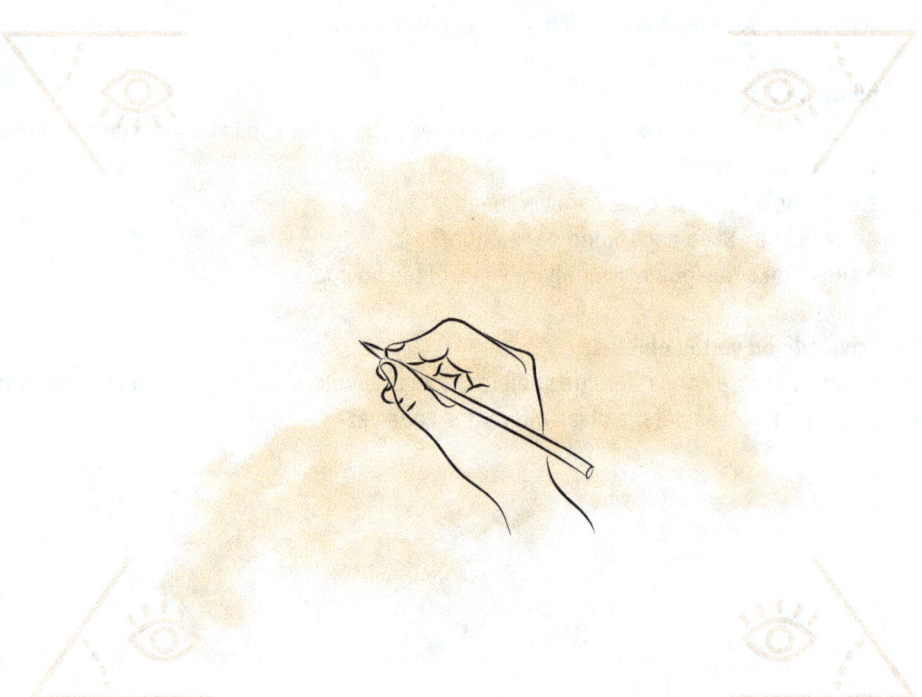

*De este modo, se potencia la capacidad de los niños y adolescentes para percibir y comprender cómo los demás pueden ver y experimentar los mismos objetos desde perspectivas diferentes.*

# COMPRENSIÓN DE PERSPECTIVAS (PUNTOS DE VISTA)

Historias y escenarios para debatir diferentes perspectivas

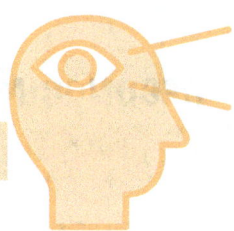

**1. Dale al adolescente el escenario que describe una cena familiar en la que algunos miembros de la familia tienen opiniones diferentes**

Durante la cena, el padre anuncia que la familia se traslada a otra ciudad debido a un nuevo trabajo. La madre parece preocupada, la hija emocionada y el hijo triste.

**Haz las siguientes preguntas:**

¿Cómo crees que se siente el padre?
¿Por qué crees que la madre está preocupada?
¿En qué podría estar pensando la hija para sentirse tan emocionada?
¿Por qué puede estar triste el hijo?

**2. Dale al adolescente el escenario que describe una nueva regla en la escuela, en la que hay opiniones diferentes**

Durante una asamblea escolar, el director anuncia que a partir del próximo curso se prohibirá el uso de teléfonos móviles en horario escolar. El profesor parece aliviado, los alumnos tienen reacciones diversas y el orientador escolar parece preocupado.

**Haz las siguientes preguntas:**

¿Cómo crees que se siente el profesor?
¿Por qué cree que los estudiantes tienen reacciones diferentes?
¿Qué podría estar pensando el orientador escolar para estar tan preocupado?

**3. Dale al adolescente el escenario que describe el anuncio de un nuevo proyecto en el que hay diferentes opiniones**

Durante una reunión, el director anuncia que la empresa ha ganado un nuevo gran proyecto y que todo el mundo tendrá que hacer horas extras durante los próximos meses. El jefe de proyecto parece entusiasmado, un empleado parece estresado y otro parece que no le interesa el asunto.

**Haz las siguientes preguntas:**

¿Por qué cree que el empleado está estresado?
¿En qué podría estar pensando el trabajador para parecer desinteresado?
¿Cómo crees que se siente el director que anunció el proyecto?

*El ejercicio anterior mejora la capacidad de los adolescentes para comprender e interpretar los sentimientos y pensamientos de los demás desde diferentes perspectivas y situaciones.*

# RECONOCIMIENTO DE CONCEPTOS ERRÓNEOS

Ejercicios de falsas convicciones

### 1. Una bolsa de caramelos

**1. Introducción**

Muéstrale al niño una bolsa de caramelos conocidos y pregúntale qué cree que hay dentro.

**2. Acción**

Abre la bolsa para descubrir que contiene lápices en lugar de caramelos.

**3. Preguntas**

Pregúntale al niño: «Al principio, cuando has visto la bolsa, ¿qué pensabas que había dentro?»
«¿Qué pensará tu amigo en cuanto vea la bolsa?»

**4. Respuesta esperada**

El niño debe decir que al principio pensaba que había caramelos dentro y que su amigo también pensará que hay caramelos dentro, mostrando que entiende la falsa convicción de su amigo.

### 2. Los animales y la caja

**1. Introducción**

Cuenta una historia sobre un animal, por ejemplo un perro, y dos cajas, la caja A y la caja B.

**2. Historia**

El perro mete un hueso en la caja A y sale de la habitación. Mientras el perro está fuera, otro animal, por ejemplo un gato, lleva el hueso a la caja B.

**3. Preguntas**

Pregúntale al niño: «¿Dónde buscará el perro su hueso cuando vuelva?»

**4. Respuesta esperada**

El niño debe responder que el perro buscará en la caja A, demostrando que entiende la falsa convicción del perro.

### 3. Una caja con rotuladores

**1. Introducción**

Muéstrale al niño una caja de rotuladores y pregúntale qué cree que hay dentro.

**2. Acción**

Abre la caja y verá clips en lugar de rotuladores.

**3. Preguntas**

Pregúntale al niño: «Antes de abrir la caja, ¿qué creías que había dentro? ¿Qué pensaría otra persona que hay dentro si aún no ha visto el interior de la caja?»

**4. Respuesta esperada**

Pregúntale al niño: "Antes de abrir la caja, ¿qué creías que había dentro? ¿Qué pensaría otra persona que hay dentro si aún no ha visto el interior de la caja?"

Estos ejercicios ayudan a los niños y adolescentes a reconocer que los demás pueden tener percepciones del mundo que difieren de la realidad y de sus propios conocimientos, un aspecto clave del desarrollo de la teoría de la mente.

# Ejercicio 4
## Reconocimiento de emociones

*Ayudar a los adolescentes a comprender y reconocer sus propias emociones y las de los demás, mejorando de este modo sus habilidades sociales y su empatía.*

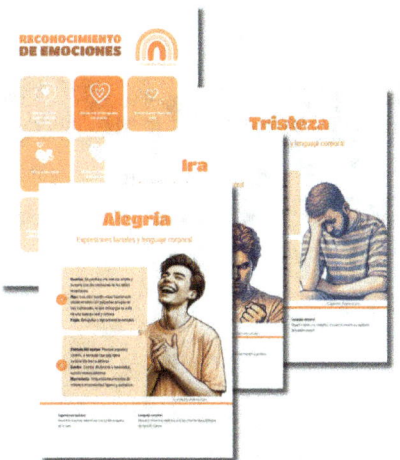

| | |
|---|---|
| **Observación facial** | Reconoce las emociones a partir de las expresiones faciales. |

| | |
|---|---|
| **Lenguaje corporal** | Observa la postura y los movimientos para comprender las emociones. |

| | |
|---|---|
| **Tono de voz** | Escucha el tono de voz para identificar las emociones. |

| | |
|---|---|
| **Pequeños movimientos** | Presta atención a pequeños movimientos, como los temblores de las manos. |

| | |
|---|---|
| **Combinación de indicaciones** | Combina señales verbales y no verbales. |

| | |
|---|---|
| **Confiar en el instinto** | Confía en tus instintos y muestra empatía. |

*Ser honestos y objetivos. Una información precisa ayuda a comprender y apoyar al adolescente.*

© Upbility Publications

# RECONOCIMIENTO DE EMOCIONES

 Observa las expresiones faciales

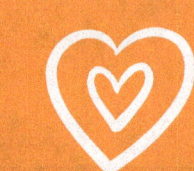 Observa el lenguaje corporal

 Escucha el tono de voz

 Mira a los ojos

 Observa pequeños movimientos

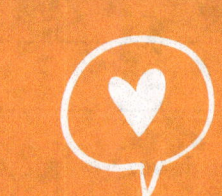 Confía en tu instinto

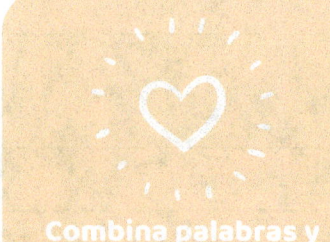 Combina palabras y pistas no verbales

 Muestra empatía

 Pregunta educadamente

# Alegria

## Expresiones faciales y lenguaje corporal

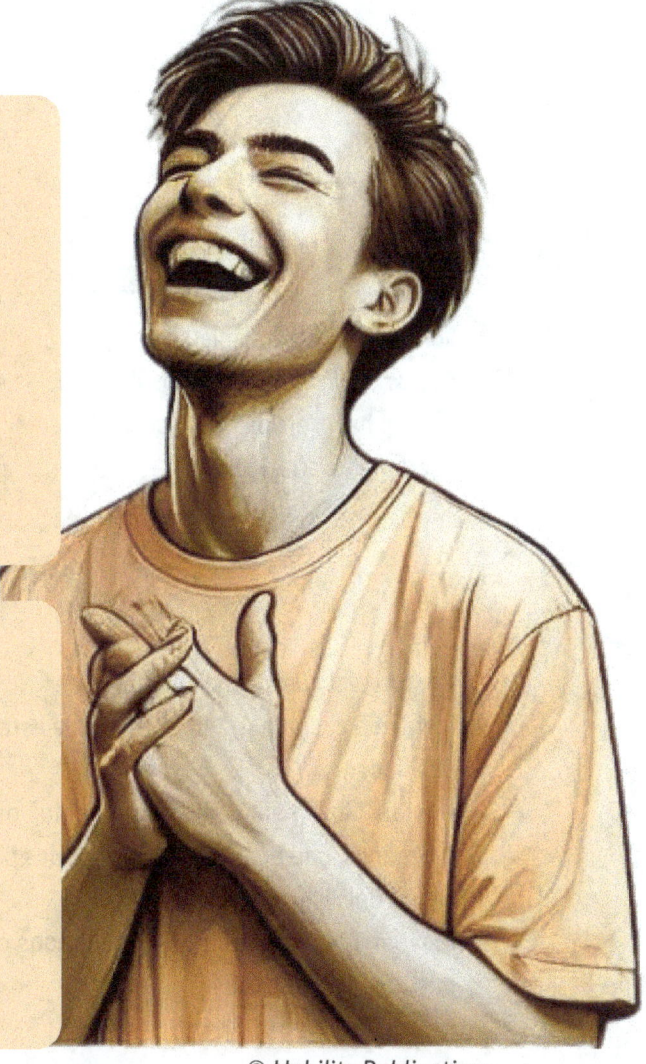

**1**
**Sonrisa**: Se produce una sonrisa amplia y sincera con las comisuras de los labios levantadas.
**Ojos**: Los ojos pueden estar ligeramente entrecerrados con pequeñas arrugas en sus comisuras, lo que indica que se trata de una sonrisa real y sincera.
**Cejas**: Relajadas y ligeramente levantadas.

**2**
**Postura del cuerpo**: Postura erguida y abierta, a menudo con una ligera inclinación hacia delante.
**Gestos**: Gestos dinámicos y extendidos, quizás manos abiertas.
**Movimiento**: Pequeños movimientos de rebote o movimientos ligeros y enérgicos.

© Upbility Publications

**Expresiones faciales:**
Muestran nuestras emociones con los movimientos de la cara.

**Lenguaje corporal:**
Muestra cómo nos sentimos con los movimientos y posturas de nuestro cuerpo.

# Tristeza

## Expresiones faciales y lenguaje corporal

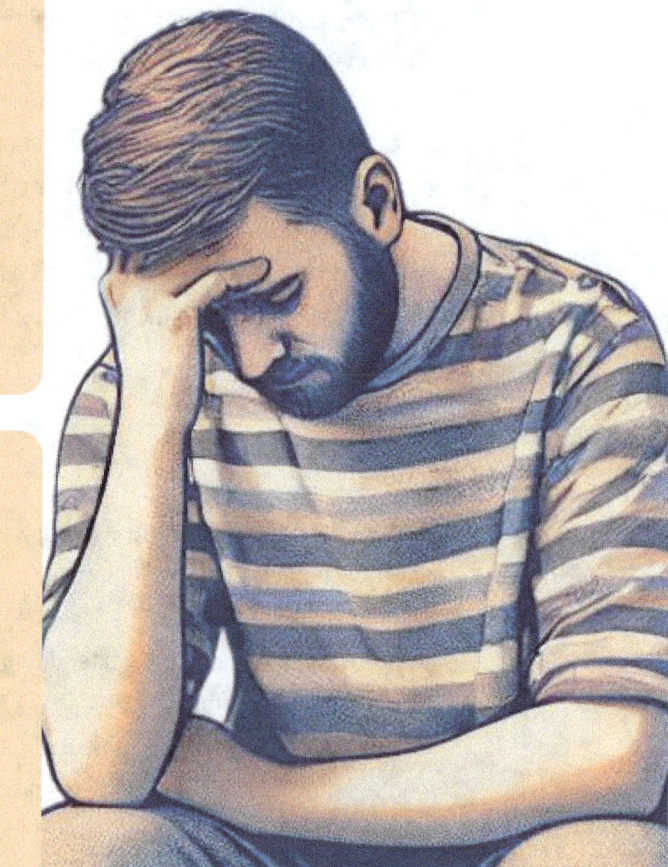

**1**
- **Boca**: Los labios pueden estar ligeramente apretados o temblorosos.
- **Ojos**: Los ojos pueden aparecer acuosos o llorosos, mirando hacia abajo.
- **Cejas**: Los ángulos internos de las cejas se estiran hacia arriba, creando un aspecto ligeramente arrugado.

**2**
- **Postura del cuerpo**: Los hombros se hunden o encorvan y la cabeza suele estar inclinada.
- **Gestos**: Movimientos mínimos o lentos de las manos, que pueden estar apretadas o en los bolsillos.
- **Movimiento**: Pasos lentos y arrastrados o movimientos mínimos.

© Upbility Publications

---

**Expresiones faciales:**
Muestran nuestras emociones con los movimientos de la cara.

**Lenguaje corporal:**
Muestra cómo nos sentimos con los movimientos y posturas de nuestro cuerpo.

# Ira

## Expresiones faciales y lenguaje corporal

**1**
**Boca**: Labios apretados y finos o se muestran los dientes.
**Ojos**: Ojos achinados, a veces con una mirada penetrante o intensa.
**Cejas**: Las cejas tiran hacia abajo y se unen, creando surcos.

**2**
**Postura del cuerpo**: Postura tensa y rígida, a menudo inclinada hacia delante.
**Gestos**: Movimientos fuertes y bruscos de las manos, posiblemente señalando o apretando los puños.
**Movimiento**: Pasos o ritmos rápidos y bruscos.

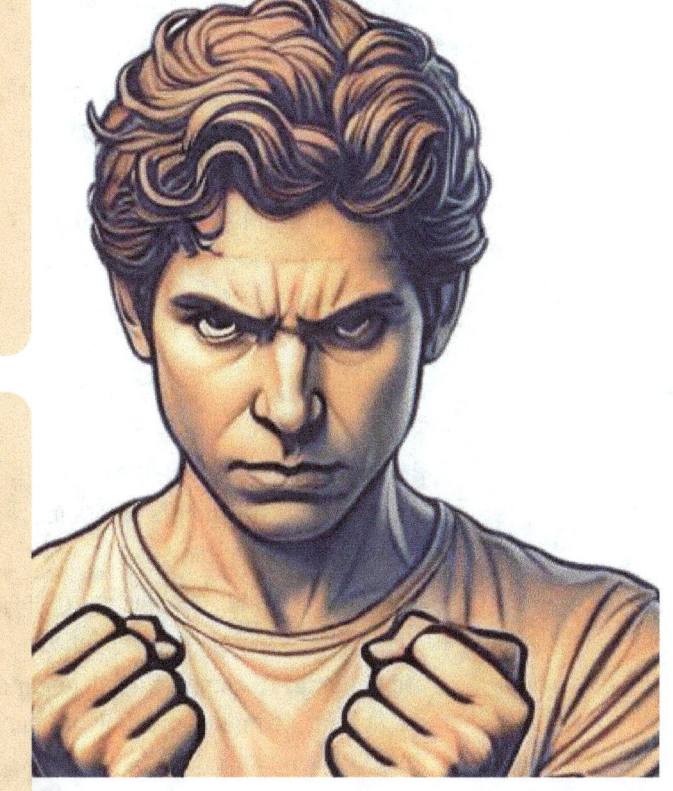

© Upbility Publications

---

**Expresiones faciales:**
Muestran nuestras emociones con los movimientos de la cara.

**Lenguaje corporal:**
Muestra cómo nos sentimos con los movimientos y posturas de nuestro cuerpo.

# Estrés

## Expresiones faciales y lenguaje corporal

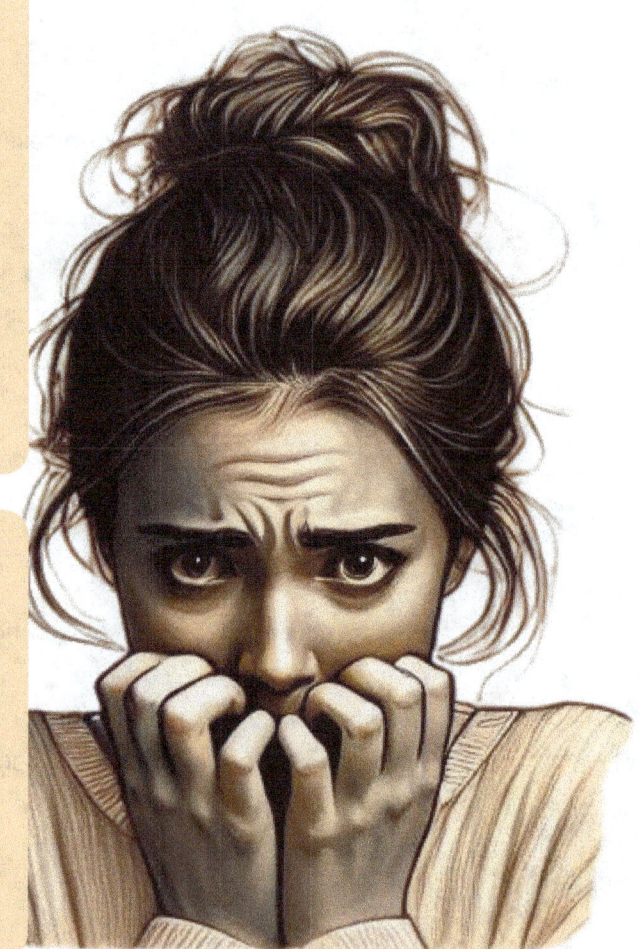

**1**
**Boca/labios**: La boca puede estar abierta o ligeramente deformada, los labios apretados o temblorosos.
**Ojos**: Ojos muy abiertos o muy cerrados, a menudo con lágrimas o expresión de dolor.
**Cejas**: Cejas juntas, creando surcos profundos.

**2**
**Postura del cuerpo**: Postura comprimida o encorvada, posiblemente apretándose o tapándose la cara.
**Gestos**: Las manos pueden agarrar el pelo, cubrir la cara o presionar el pecho.
**Movimiento**: Movimiento hacia delante y hacia atrás, temblor o movimiento mínimo debido a molestias.

© Upbility Publications

**Expresiones faciales:**
Muestran nuestras emociones con los movimientos de la cara.

**Lenguaje corporal:**
Muestra cómo nos sentimos con los movimientos y posturas de nuestro cuerpo.

# Asco

## Expresiones faciales y lenguaje corporal

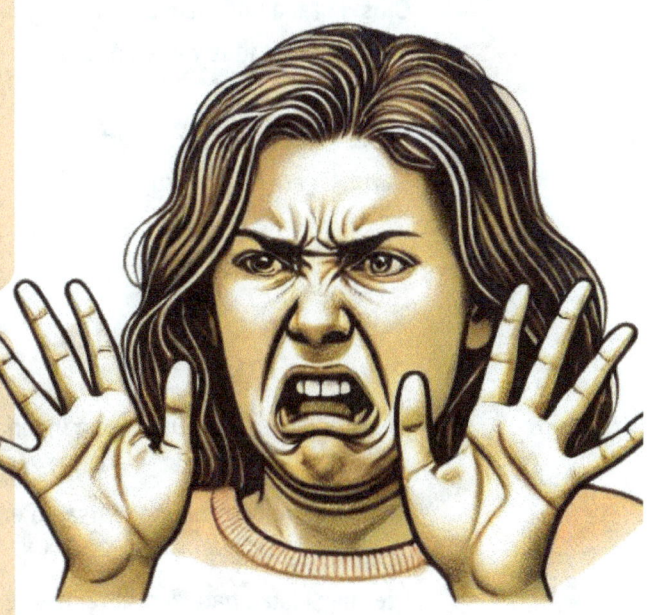

**1**
**Boca/labios**: Labios curvados, labio superior levantado, a veces una ligera sonrisa.
**Nariz**: Nariz arrugada, como si reaccionara a un mal olor.
**Ojos**: Ojos entrecerrados, a menudo con una mirada de desprecio o disgusto.

**2**
**Postura del cuerpo**: Se inclina hacia atrás o se aleja de la fuente del disgusto.
**Gestos**: Las manos pueden levantarse en un solo movimiento que parece empujar hacia atrás o taparse la nariz/boca.
**Movimiento**: Alejarse o retirarse de la fuente del disgusto.

© Upbility Publications

---

**Expresiones faciales:**
Muestran nuestras emociones con los movimientos de la cara.

**Lenguaje corporal:**
Muestra cómo nos sentimos con los movimientos y posturas de nuestro cuerpo.

# Miedo

## Expresiones faciales y lenguaje corporal

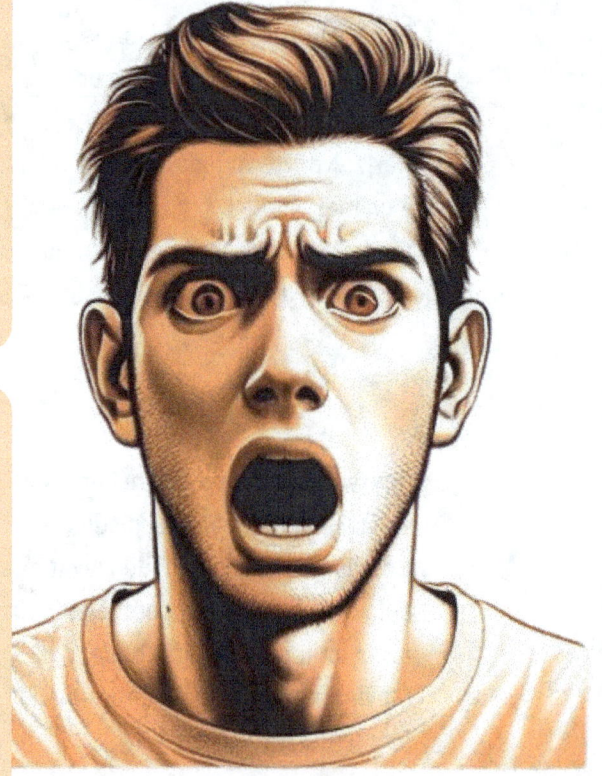

**1**
- **Ojos**: Mirada intensa y abierta.
- **Cejas**: Levantadas y acercándose hacia el centro.
- **Boca**: Medio abierta o abierta.
- **Nariz**: Ligeramente arrugada.

**2**
- **Postura del cuerpo**: Doblada o inclinada hacia atrás.
- **Manos**: Cerca del cuerpo, tensas o en posición defensiva.
- **Piernas**: Listas para ser retiradas.
- **Respiración**: Rápida y superficial.
- **Movimientos**: Nerviosos e inestables.

© Upbility Publications

**Expresiones faciales:**
Muestran nuestras emociones con los movimientos de la cara.

**Lenguaje corporal:**
Muestra cómo nos sentimos con los movimientos y posturas de nuestro cuerpo.

# Culpa

## Expresiones faciales y lenguaje corporal

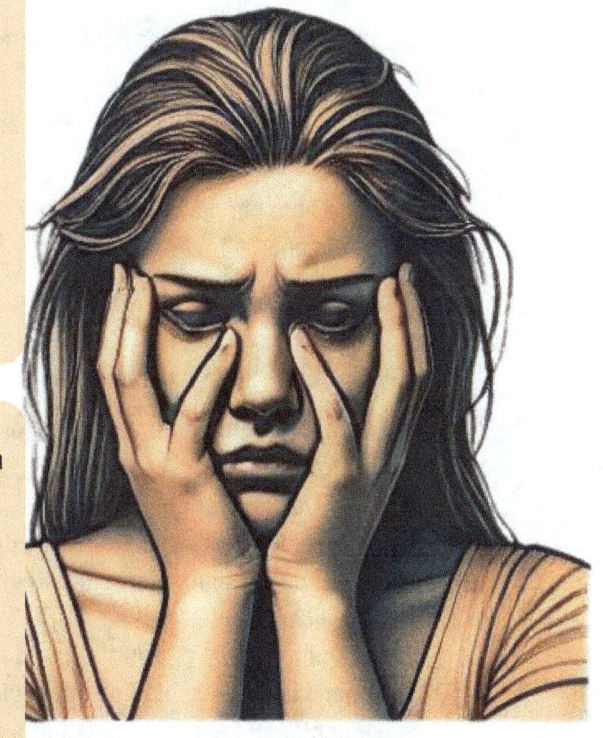

**1**
- **Ojos**: Bajan la mirada, evitan el contacto visual.
- **Cejas**: Forman arrugas en la frente, pueden bajar.
- **Boca**: Los labios pueden estar apretados o girados hacia abajo.
- **Mejillas**: Pueden sonrojarse de vergüenza.

**2**
- **Postura**: Ligeramente doblada, como si intentara encogerse.
- **Manos**: A menudo se colocan sobre la cara o la cabeza, o se frotan nerviosamente.
- **Piernas**: Pueden cruzarse o moverse con inquietud.
- **Respiración**: Puede ser inestable o pesada.
- **Movimientos**: Puede estar restringidos o parecer tímidos, con tendencia a evitar la atención.

© Upbility Publications

---

**Expresiones faciales:**
Muestran nuestras emociones con los movimientos de la cara.

**Lenguaje corporal:**
Muestra cómo nos sentimos con los movimientos y posturas de nuestro cuerpo.

# Sorpresa
## Expresiones faciales y lenguaje corporal

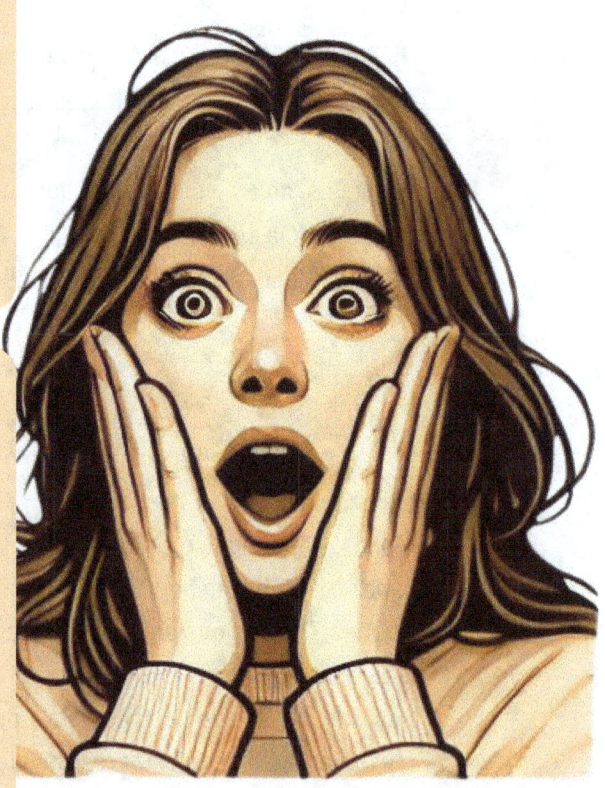

**1**
**Ojos**: Se abren mucho, las pupilas pueden estar dilatadas.
**Cejas**: Se elevan hacia arriba y permanecen elevadas.
**Boca**: Se abre ampliamente, a menudo formando una "O".

**2**
**Postura**: El cuerpo puede temblar o estirarse hacia atrás.
**Manos**: Suelen estar muy levantadas, pueden colocarse sobre la cara o abrirse de par en par.
**Piernas**: Pueden fijarse firmemente al suelo o alejarse ligeramente.
**Respiración**: Se vuelve aguda y rápida, a menudo acompañada de un sonido de inhalación.
**Movimientos**: Repentinos e involuntarios, lo que muestra una reacción repentina.

© Upbility Publications

---

**Expresiones faciales:**
Muestran nuestras emociones con los movimientos de la cara.

**Lenguaje corporal:**
Muestra cómo nos sentimos con los movimientos y posturas de nuestro cuerpo.

# Burla

## Expresiones faciales y lenguaje corporal

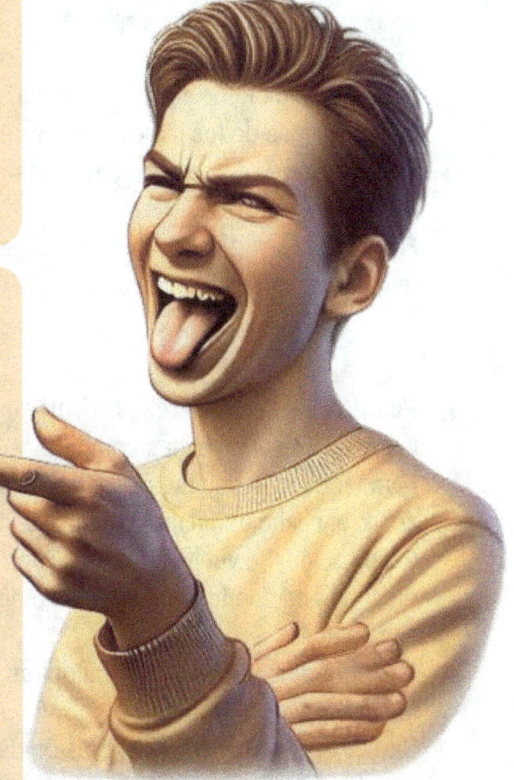

**1**
**Labios**: Forman una sonrisa de lado o irónica, a menudo con un lado de la boca levantado.
**Ojos**: Pueden estar semicerrados o vueltos hacia arriba, expresando desprecio.
**Cejas**: Pueden levantarse, especialmente una de ellas, mostrando duda o ironía.
**Lengua**: Puede sobresalir ligeramente en un gesto de burla.

**2**
**Cabeza**: Puede inclinarse hacia atrás o girarse ligeramente hacia un lado.
**Manos**: Pueden apuntar hacia la persona de la que se burlan o colocarse en las caderas de forma exagerada.
**Cuerpo**: Puede inclinarse hacia atrás o adoptar una postura más relajada y despreocupada.
**Movimientos**: Pueden ser exagerados, se pueden dar palmadas o realizar guiños teatrales para enfatizar la burla.
**Voz**: A menudo se produce un cambio burlón en el tono de voz, que resulta más débil o exagerado.

© Upbility Publications

**Expresiones faciales:**
Muestran nuestras emociones con los movimientos de la cara.

**Lenguaje corporal:**
Muestra cómo nos sentimos con los movimientos y posturas de nuestro cuerpo.

# Alivio

## Expresiones faciales y lenguaje corporal

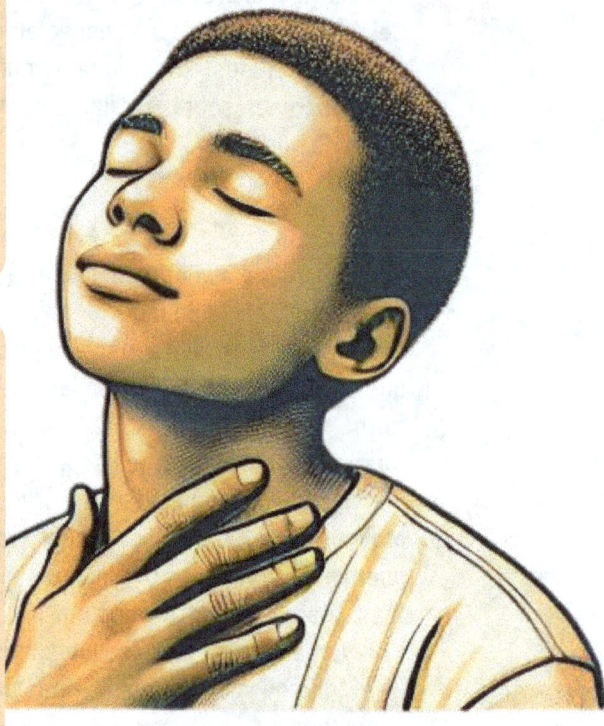

**1**
**Ojos**: A menudo se cierran parcial o totalmente, como si se respirara profundamente.
**Labios**: Forman una sonrisa relajada, con las comisuras de los labios hacia arriba.
**Cejas**: Se relajan y pueden descender ligeramente.
**Frente**: Las arrugas desaparecen o se reducen, mostrando relajación.

**2**
**Postura**: El cuerpo se relaja, los hombros caen y la postura se vuelve más cómoda.
**Manos**: Pueden dejarse caer de lado o colocarse sobre el pecho en un movimiento de descarga.
**Respiración**: Se vuelve profunda y lenta, a menudo acompañada de un sonido de exhalación.
**Movimientos**: Son lentos y tranquilos, sin tensión ni nerviosismo.
**Cara**: Puede mostrar una expresión de paz y satisfacción.

**Expresiones faciales:**
Muestran nuestras emociones con los movimientos de la cara.

**Lenguaje corporal:**
Muestra cómo nos sentimos con los movimientos y posturas de nuestro cuerpo.

# Aburrimiento

## Expresiones faciales y lenguaje corporal

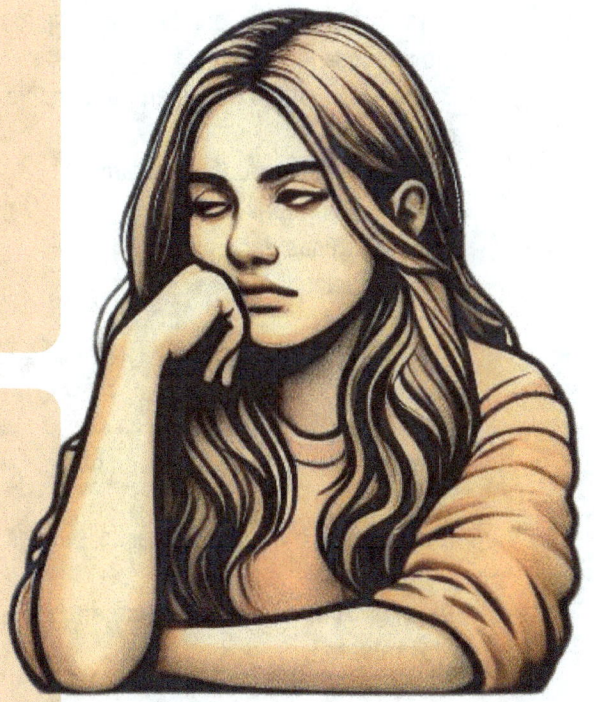

**1**
**Ojos**: A medio cerrar o mirando a otro lado sin interés.
**Labios**: Sueltos o ligeramente caídos en las comisuras. Puede haber bostezos.
**Cejas**: Relajadas, sin expresión ni particular movimiento.
**Frente**: Suave, sin arrugas ni tensiones.

**2**
**Postura**: Relajada, puede estar encorvada o flácida.
**Manos**: Pueden sostener la cabeza o moverse lentamente sin energía.
**Piernas**: Cruzadas o estiradas hacia delante, pueden moverse lentamente o golpear el suelo debido a la inacción.
**Respiración**: Lenta y constante, sin tensión.
**Movimientos**: Pocos y lentos, a menudo indiferentes o automáticos.

© Upbility Publications

---

**Expresiones faciales:**
Muestran nuestras emociones con los movimientos de la cara.

**Lenguaje corporal:**
Muestra cómo nos sentimos con los movimientos y posturas de nuestro cuerpo.

# Preocupación

## Expresiones faciales y lenguaje corporal

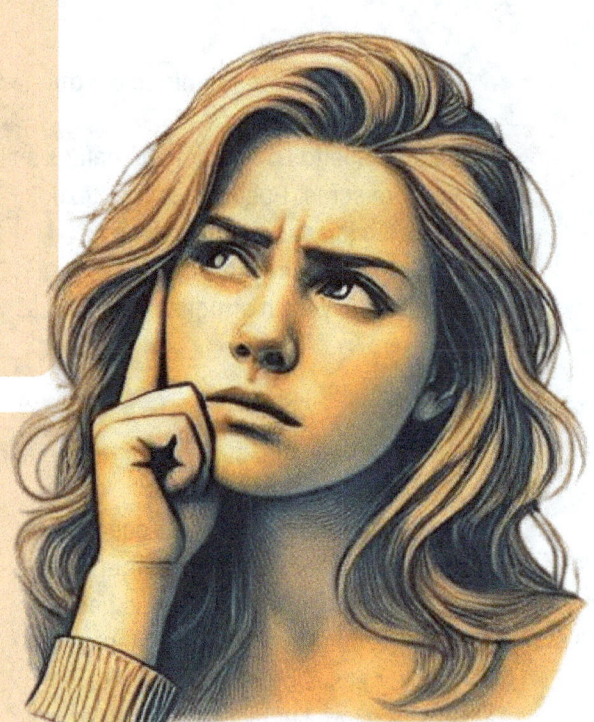

**1**
- **Ojos**: Concentrados, con la mirada fija o moviéndose lentamente.
- **Cejas**: Hacia abajo o concentradas hacia el centro.
- **Boca**: Labios cerrados o ligeramente abiertos y presionados.
- **Frente**: Arrugas debidas a la concentración.

**2**
- **Postura**: Ligeramente inclinada hacia delante.
- **Manos**: En la barbilla o la mejilla, pueden frotarse la cara.
- **Piernas**: Fijas en el suelo o ligeramente en movimiento.
- **Respiración**: Firme y lenta.
- **Movimientos**: Limitados, lentos y cuidadosos.

© Upbility Publications

---

**Expresiones faciales:**
Muestran nuestras emociones con los movimientos de la cara.

**Lenguaje corporal:**
Muestra cómo nos sentimos con los movimientos y posturas de nuestro cuerpo.

# EMOCIONES

Lee atentamente las siguientes situaciones e identifica la emoción que experimenta cada personaje marcando con un círculo VERDADERO o FALSO.

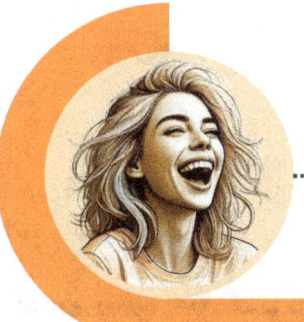

### ALEGRÍA
María acaba de enterarse de que ha aprobado los exámenes de acceso a la universidad. Siente alegría y emoción.

VERDADERO      FALSO

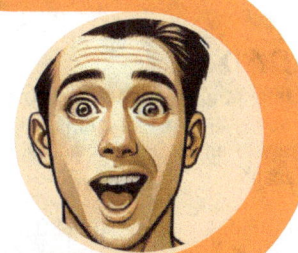

### SORPRESA
Juan encuentra una carta de su grupo favorito en la que le invitan al backstage de su próximo concierto. No puede creer lo que ve y se queda atónito.

VERDADERO      FALSO

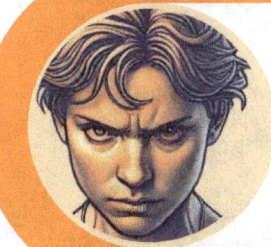

### ENFADO
Nico vuelve a casa y encuentra la puerta entreabierta. Llama a sus padres, pero no contestan. De repente, oye un ruido en el piso de arriba y se enfada.

VERDADERO      FALSO

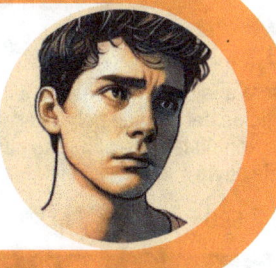

### CULPA
Carlos se da cuenta de que ha olvidado dar de comer a su perro por segundo día consecutivo. Al ver la mirada triste del perro, se siente culpable.

VERDADERO      FALSO

© Upbility Publications

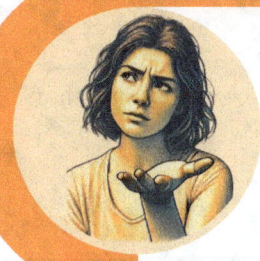

### PREOCUPACIÓN
María está sentada en su escritorio mirando el expediente de aceptación de la universidad que acaba de recibir. Se pregunta si está preparada para dejar a su familia y amigos para estudiar fuera.

VERDADERO      FALSO

# EMOCIONES

Lee atentamente las siguientes situaciones e identifica la emoción que experimenta cada personaje marcando con un círculo VERDADERO o FALSO.

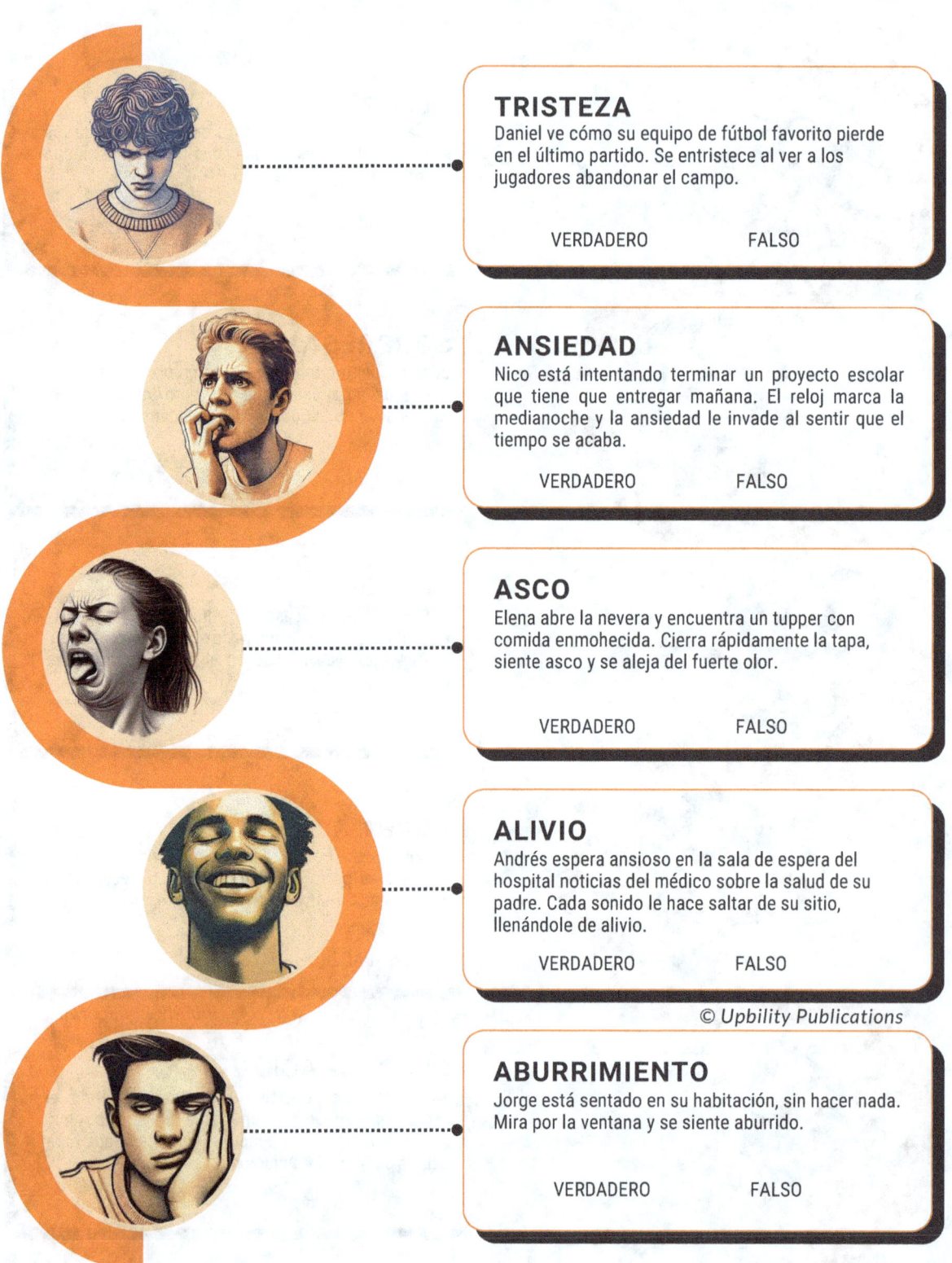

### TRISTEZA
Daniel ve cómo su equipo de fútbol favorito pierde en el último partido. Se entristece al ver a los jugadores abandonar el campo.

VERDADERO     FALSO

### ANSIEDAD
Nico está intentando terminar un proyecto escolar que tiene que entregar mañana. El reloj marca la medianoche y la ansiedad le invade al sentir que el tiempo se acaba.

VERDADERO     FALSO

### ASCO
Elena abre la nevera y encuentra un tupper con comida enmohecida. Cierra rápidamente la tapa, siente asco y se aleja del fuerte olor.

VERDADERO     FALSO

### ALIVIO
Andrés espera ansioso en la sala de espera del hospital noticias del médico sobre la salud de su padre. Cada sonido le hace saltar de su sitio, llenándole de alivio.

VERDADERO     FALSO

### ABURRIMIENTO
Jorge está sentado en su habitación, sin hacer nada. Mira por la ventana y se siente aburrido.

VERDADERO     FALSO

© Upbility Publications

# Ejercicio 5

## Empatía
## Los pensamientos de los demás

*Estas actividades ayudan a los adolescentes a desarrollar la empatía y la capacidad de comprender y reconocer los sentimientos y pensamientos de los demás, mejorando así su percepción social y su capacidad de comunicación.*

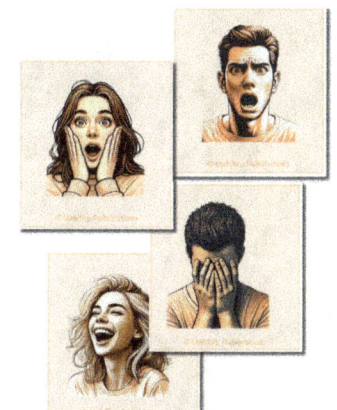

| | |
|---|---|
| **Objetivo** | Ayudar a los adolescentes a desarrollar la capacidad de reconocer los pensamientos y sentimientos de los demás a través del juego. |

| | |
|---|---|
| **Materiales** | Tarjetas que incluyen personas con diferentes emociones y situaciones. |

| | |
|---|---|
| **Instrucciones** | 1. Entrega a los adolescentes una tarjeta cada vez y pídeles que observen la imagen<br><br>2. Pregúntales:<br>   - ¿Qué creéis que está pensando la persona de la tarjeta? Pueden inventarse su propia historia<br>   - ¿Cómo creéis que se siente?<br>   - ¿Qué podrías hacer para ayudar si fuera necesario?<br><br>3. Debate con sus respuestas y fomenta el intercambio de puntos de vista. |

*La verdadera empatía exige escuchar para comprender, no para responder.- Stephen Covey.*

© Upbility Publications

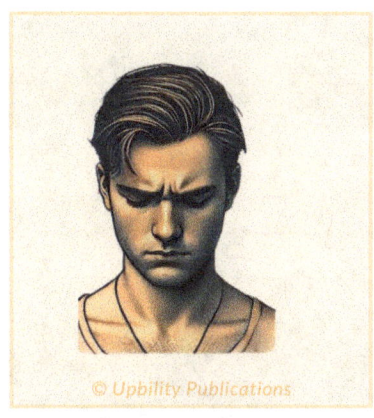
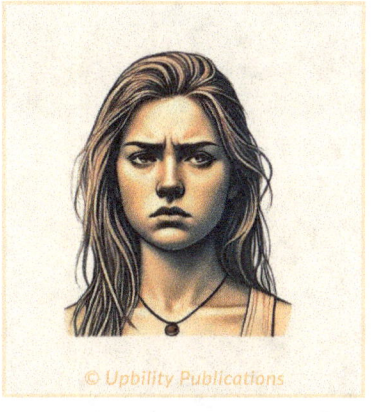
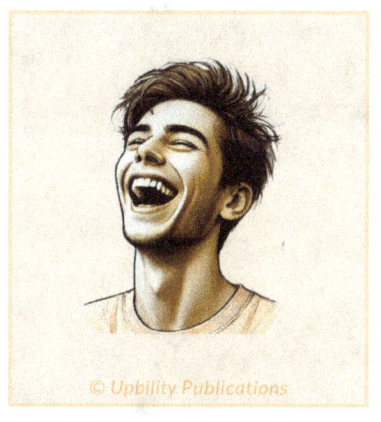
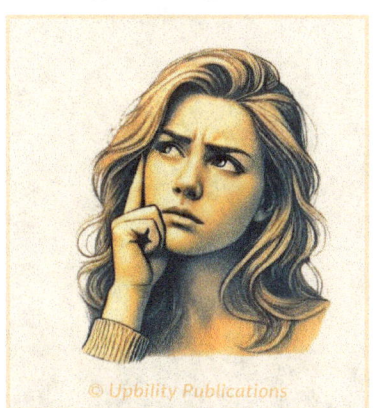
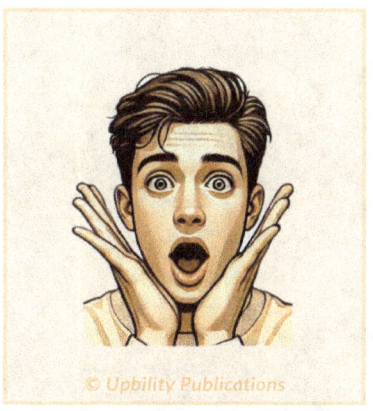
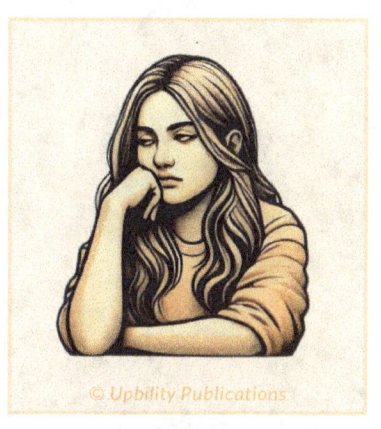
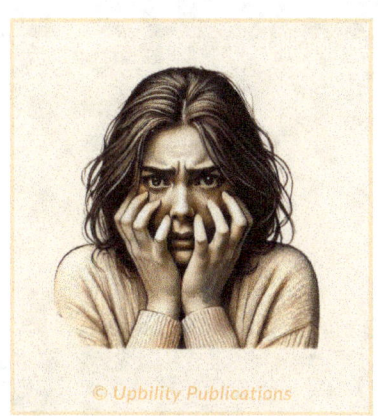
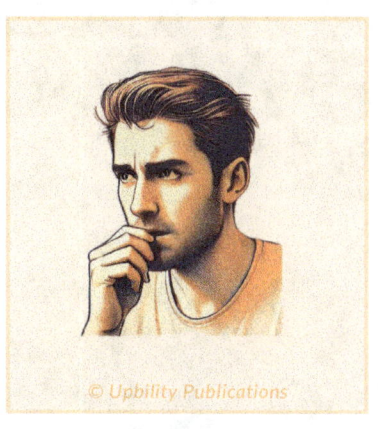
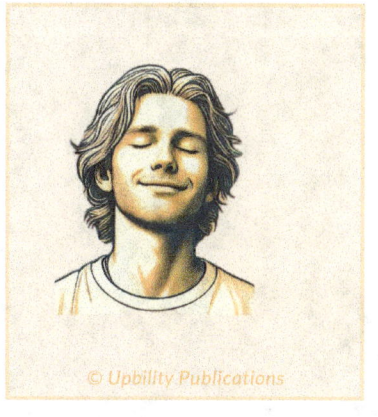
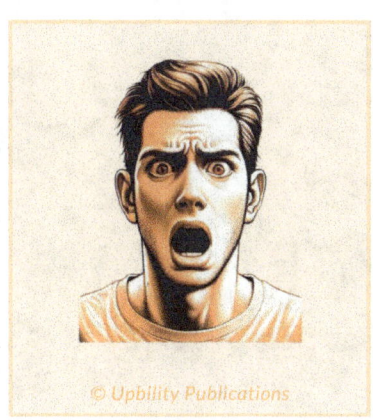
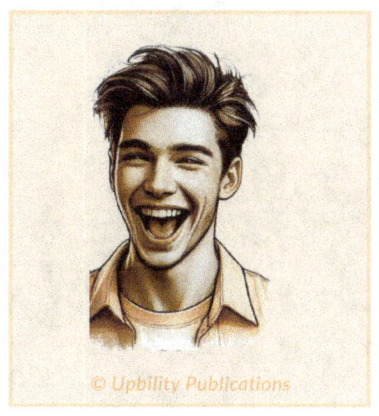
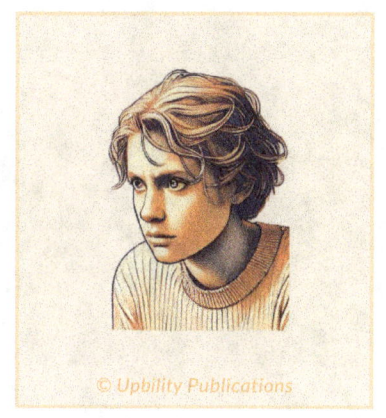

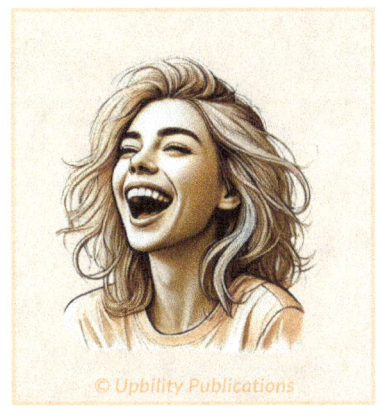
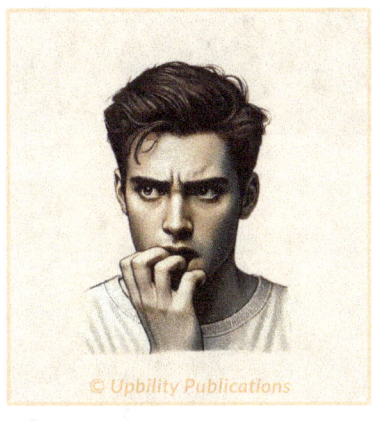
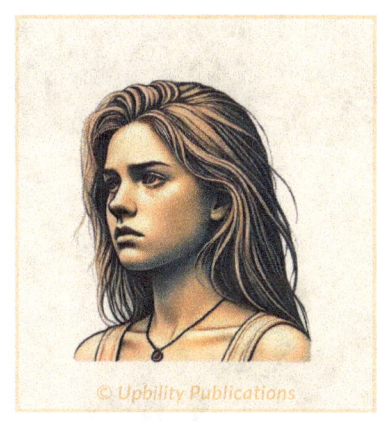
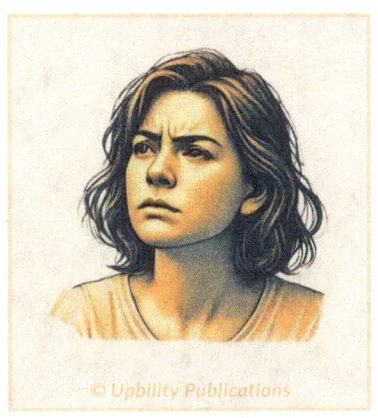
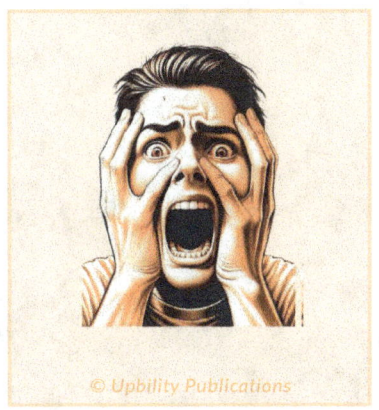
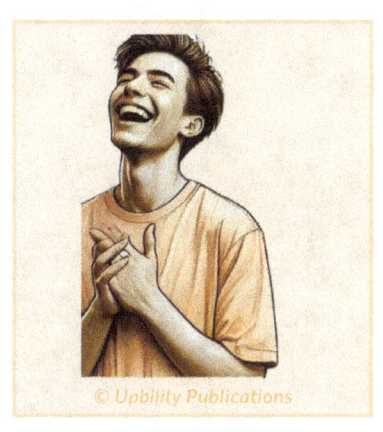
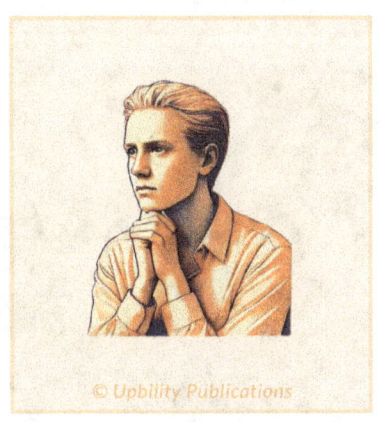
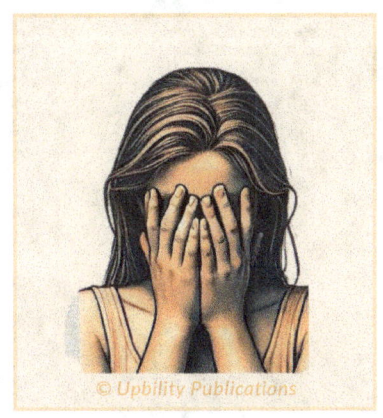
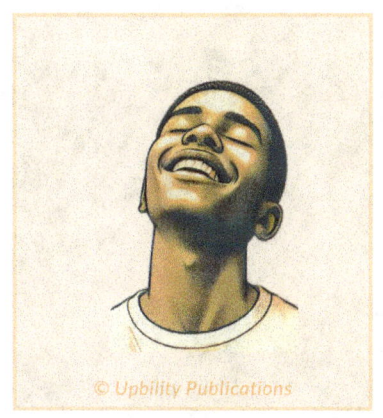
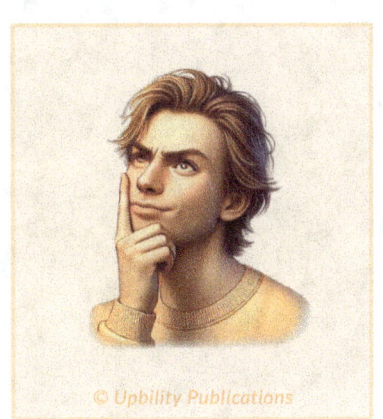
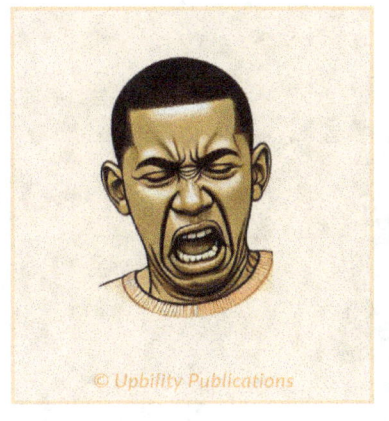
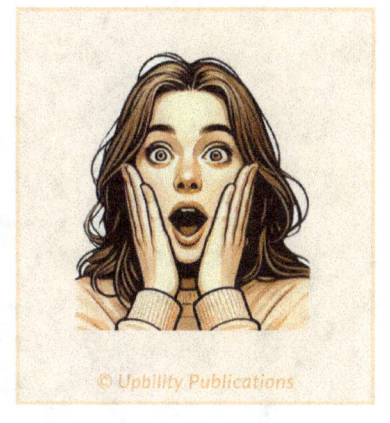

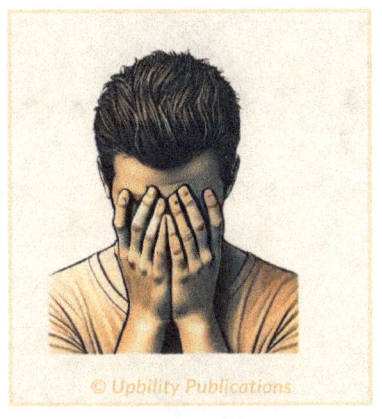
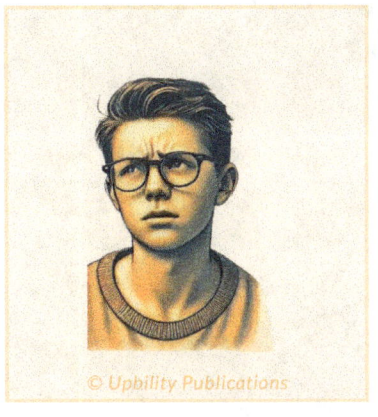
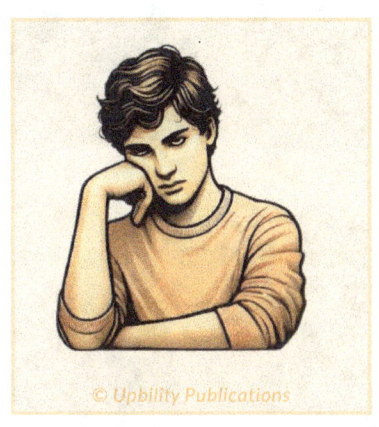
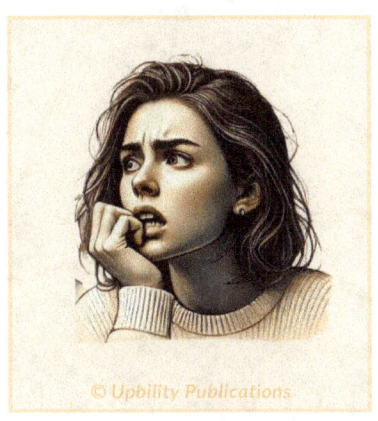
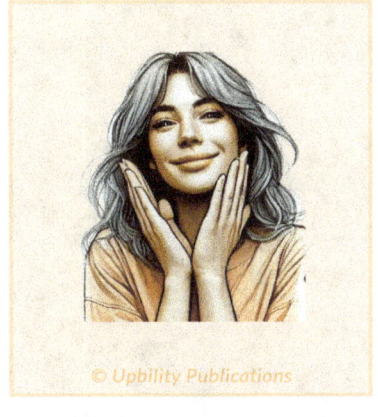
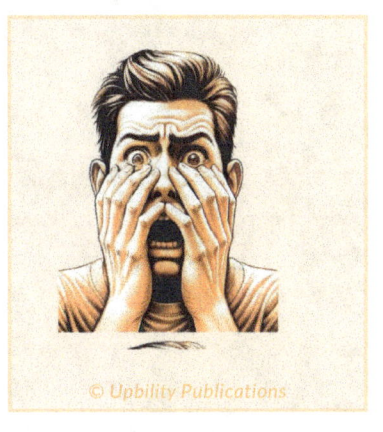
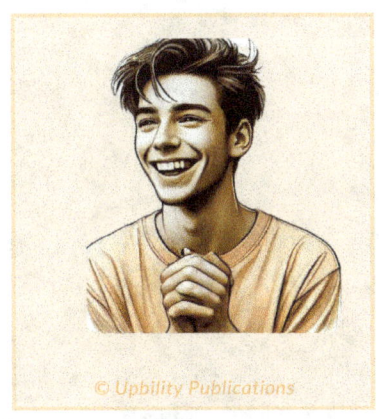
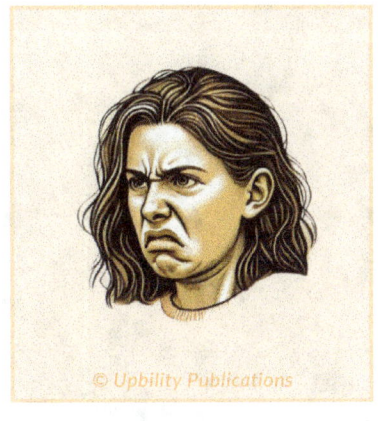
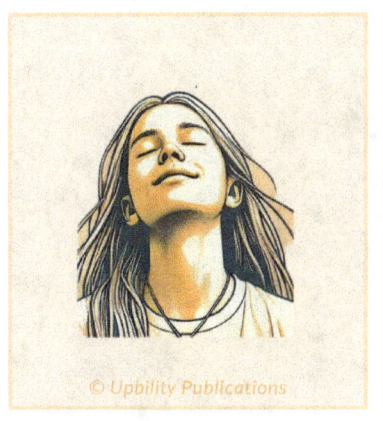
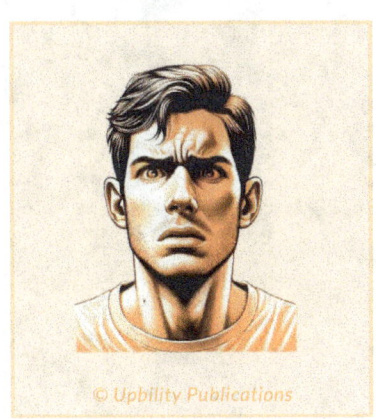
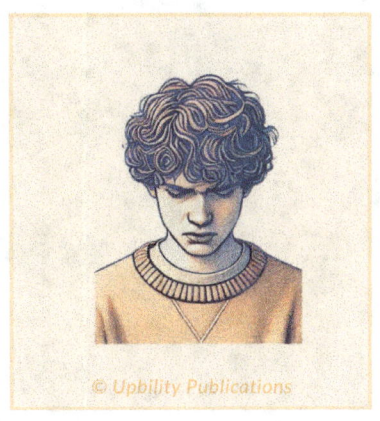
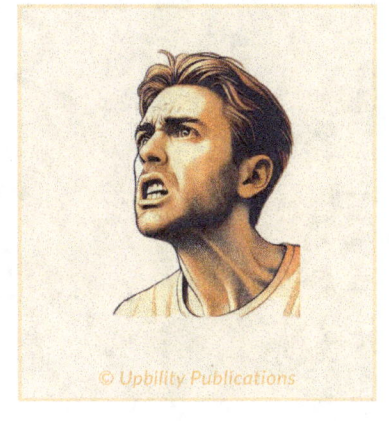

# Ejercicio 6
## Predicción y explicación del comportamiento

Ayuda a los adolescentes a desarrollar la capacidad de anticipar y comprender el comportamiento ajenos, aumentando así la empatía y sus habilidades sociales.

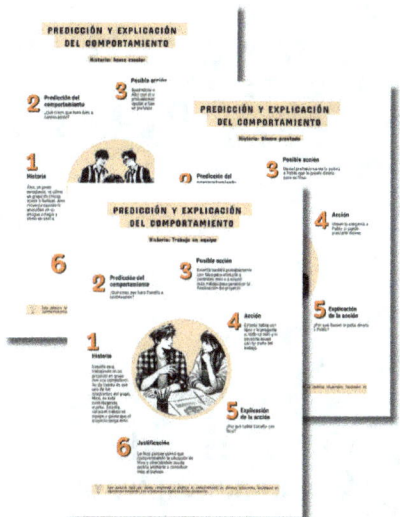

| | |
|---|---|
| **Lee la historia** | Lee atentamente la historia a los adolescentes. |

| | |
|---|---|
| **Anticipa el comportamiento** | Pídeles que predigan la siguiente acción del personaje. |

| | |
|---|---|
| **Registra las acciones** | Enumera las posibles acciones que puede realizar el personaje. |

| | |
|---|---|
| **Explica** | Explica por qué crees que el personaje llevará a cabo estas acciones. |

| | |
|---|---|
| **Justifica** | Justifica tus predicciones basándote en las experiencias del personaje. |

| | |
|---|---|
| **Discute** | Discute y comparte tus predicciones y explicaciones con el grupo. |

*De este modo aprendemos a comprender mejor los comportamientos de los demás y mejoramos nuestra empatía.*

© Upbility Publications

# PREDICCIÓN Y EXPLICACIÓN DEL COMPORTAMIENTO

## Historia: Acoso escolar

**2. Predicción del comportamiento**
¿Qué crees que hará Álex a continuación?

**3. Posible acción**
Basándose en la experiencia de Álex con el acoso, probablemente intentará ayudar a Samuel o contárselo a un profesor.

**1. Historia**
Álex, un joven estudiante, ve cómo un grupo de chicos acosa a Samuel. Álex recuerda cuando le acosaban en su antiguo colegio y cómo se sentía.

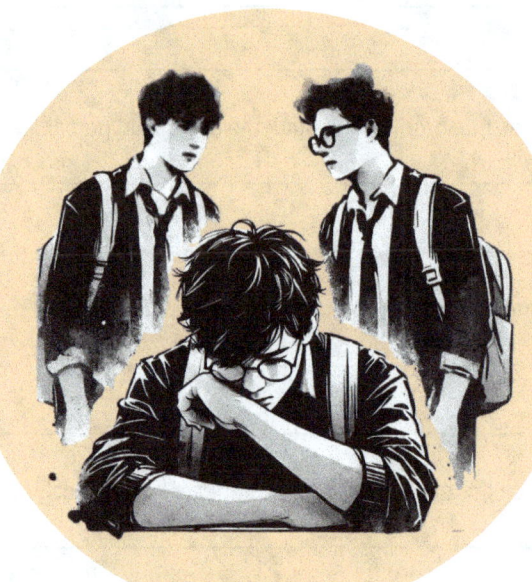

**4. Acción**
Álex acude a un profesor y le habla del acoso escolar.

**5. Explicación de la acción**
¿Por qué se lo contó Álex al profesor?

**6. Justificación**
Lo hizo porque pensó que el profesor podría detener el acoso y ayudar a Samuel a sentirse seguro.

 *Este ejercicio tiene por objeto comprender y predecir el comportamiento en distintas situaciones, basándose en experiencias personales y en el tratamiento lógico de dichas situaciones.*

# PREDICCIÓN Y EXPLICACIÓN DEL COMPORTAMIENTO

## Historia: Dinero prestado

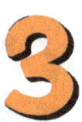 **3 Posible acción**
Daniel probablemente le pedirá a Pablo que le preste dinero para su libro.

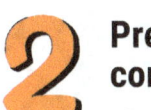 **2 Predicción del comportamiento**
¿Qué crees que hará Daniel a continuación?

**4 Acción**
Daniel le pregunta a Pablo si puede prestarle dinero.

**1 Historia**
Daniel quiere comprarse un libro, pero no tiene suficiente dinero. Su amigo Pablo siempre presta dinero a los amigos que lo necesitan.

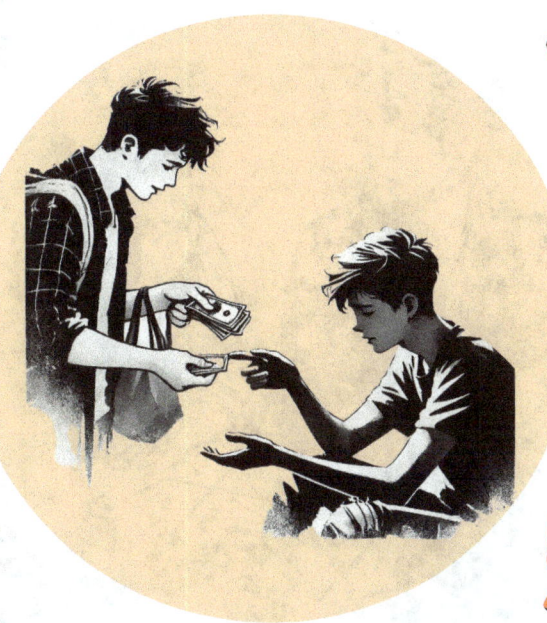

**5 Explicación de la acción**
¿Por qué Daniel le pidió dinero a Pablo?

 **6 Justificación**
Lo hizo porque creía que Pablo estaría dispuesto a ayudarle a comprar el libro.

 *Este ejercicio tiene por objeto comprender y predecir el comportamiento en distintas situaciones, basándose en experiencias personales y en el tratamiento lógico de dichas situaciones.*

# PREDICCIÓN Y EXPLICACIÓN DEL COMPORTAMIENTO

## Historia: Trabajo en equipo

**2 Predicción del comportamiento**
¿Qué crees que hará Estrella a continuación?

**3 Posible acción**
Estrella hablará probablemente con Nico para animarle a contribuir más o a asumir más trabajo para garantizar la finalización del proyecto.

**4 Acción**
Estrella habla con Nico y le pregunta si todo va bien y si necesita ayuda con su parte del trabajo.

**1 Historia**
Estrella está trabajando en un proyecto en grupo con sus compañeros. Se da cuenta de que uno de los integrantes del grupo, Nico, no está contribuyendo mucho. Estrella valora el trabajo en equipo y quiere que el proyecto tenga éxito.

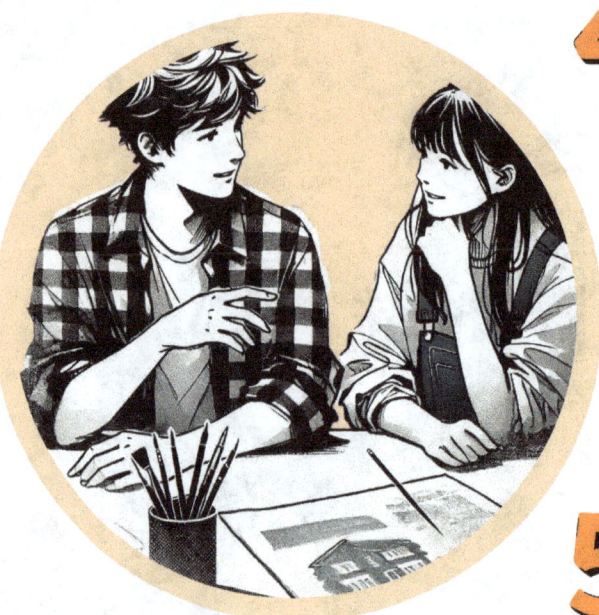

**5 Explicación de la acción**
¿Por qué habló Estrella con Nico?

**6 Justificación**
Lo hizo porque pensó que comprendiendo la situación de Nico y ofreciéndole ayuda podría animarlo a contribuir más al trabajo.

*Este ejercicio tiene por objeto comprender y predecir el comportamiento en distintas situaciones, basándose en experiencias personales y en el tratamiento lógico de dichas situaciones.*

# PREDICCIÓN Y EXPLICACIÓN DEL COMPORTAMIENTO

## Historia: Trabajo olvidado

**3 Posible acción**
Pedro probablemente le preguntará a Ana si puede copiar su trabajo para evitarse problemas.

**2 Predicción del comportamiento**
¿Qué crees que hará Pedro a continuación?

**4 Acción**
Pedro le pregunta a Ana si puede copiar su trabajo.

**1 Historia**
Pedro se olvidó de hacer los deberes y su profesor es muy estricto con los plazos. Pedro sabe que su amiga, Ana, siempre termina sus deberes a tiempo y a veces le deja copiar.

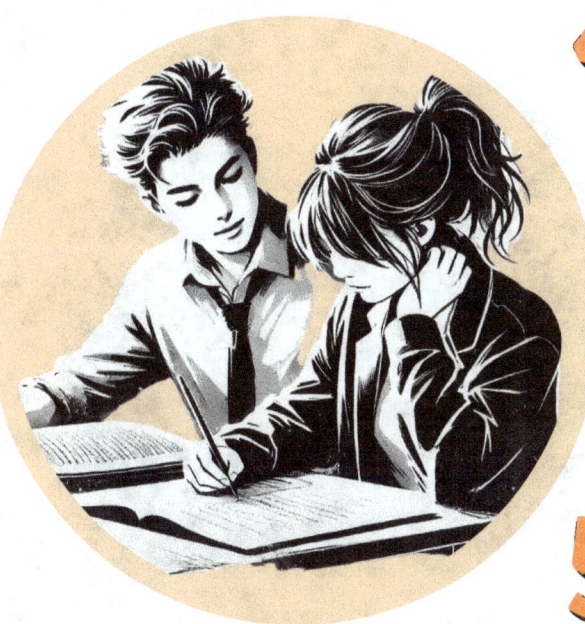

**5 Explicación de la acción**
¿Por qué le pidió Pedro a Ana que le dejara copiar su trabajo?

**6 Justificación**
Lo hizo porque pensó que Ana, como buena amiga y siempre responsable, le dejaría copiar para que el profesor no se enfadara.

*Este ejercicio tiene por objeto comprender y predecir el comportamiento en distintas situaciones, basándose en experiencias personales y en el tratamiento lógico de dichas situaciones.*

# PREDICCIÓN Y EXPLICACIÓN DEL COMPORTAMIENTO

## Historia: Mascota perdida

**1 Historia**
El perro de Sofía ha desaparecido y por eso está muy triste. Sabe que su vecino, el Sr. Carlos, es amable y siempre está dispuesto a ayudar.

**2 Predicción del comportamiento**
¿Qué crees que hará Sofía a continuación?

**3 Posible acción**
Sofía probablemente irá a ver al Sr. Carlos y le pedirá ayuda para encontrar a su perro.

**4 Acción**
Sofía acude al Sr. Carlos y le pide ayuda.

**5 Explicación de la acción**
¿Por qué pidió Sofía ayuda al Sr. Carlos?

**6 Justificación**
Lo hizo porque pensaba que el Sr. Carlos era bueno y se mostraría dispuesto a ayudar y, al buscar los dos, aumentarían la posibilidades de encontrar rápidamente a su perro.

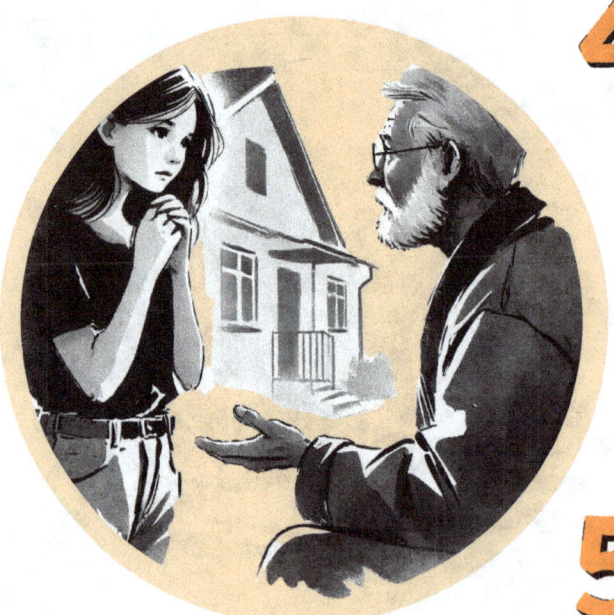

*Este ejercicio tiene por objeto comprender y predecir el comportamiento en distintas situaciones, basándose en experiencias personales y en el tratamiento lógico de dichas situaciones.*

www.ingramcontent.com/pod-product-compliance
Lightning Source LLC
Chambersburg PA
CBHW082249220526
45469CB00009B/2929